谷医生谈健康

谷志文　编著

中国中医药出版社

·北京·

图书在版编目（CIP）数据

谷医生谈健康 / 谷志文编著 . —北京：中国中医药出版社，2020.5
ISBN 978-7-5132-5977-4

Ⅰ . ①谷… Ⅱ . ①谷… Ⅲ . ①保健 – 普及读物 Ⅳ .R161-49

中国版本图书馆 CIP 数据核字（2019）第 285799 号

中国中医药出版社出版

北京经济技术开发区科创十三街 31 号院二区 8 号楼
邮政编码　100176
传真　010-64405750
河北新华第二印刷有限责任公司印刷
各地新华书店经销

开本 710×1000　1/16　印张 9.75　字数 130 千字
2020 年 5 月第 1 版　2020 年 5 月第 1 次印刷
书号　ISBN 978-7-5132-5977-4

定价　39.80 元
网址　www.cptcm.com

社 长 热 线　010-64405720
购 书 热 线　010-89535836
侵 权 打 假　010-64405753

微信服务号　zgzyycbs
微商城网址　https://kdt.im/LIdUGr
官 方 微 博　http://e.weibo.com/cptcm
天猫旗舰店网址　https://zgzyycbs.tmall.com

如有印装质量问题请与本社出版部联系（010-64405510）

作者简介

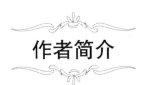

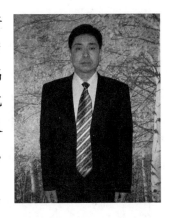

　　谷志文，副主任医师，心内科硕士研究生，张家口广济医院院长、糖尿病治疗中心负责人。2004年始师从著名糖尿病足专家李仕明教授和北京朝阳糖尿病医院院长王执礼博士，从事心血管与糖尿病及其并发症诊疗、教学及科研工作近30年，理论知识深厚，临床经验丰富。

　　经过多年的临床实践，谷志文提出了"中西医结合系统强化治疗糖尿病"的新理念，并以此指导临床实践，无论是糖尿病发病初期还是发病多年伴有并发症的患者，均取得了显著疗效。部分发病多年的糖尿病患者可达到临床治愈，即在不使用任何降糖药物（包括口服降糖药及胰岛素）的情况下，长期维持血糖在正常范围。绝大多数患者治疗后病情可获得明显改善，表现为治疗前诸多不适症状显著改善或消失、维持血糖正常的降糖措施较治疗前明显减少等，达到了延缓病情进展、提高生活质量的目的。

　　谷志文在繁忙的临床工作之余专注健康与长寿的课题研究，从养生、保健、治疗，以及中西医学等多角度透视健康与长寿，将经验用于临床，用实践验证和丰富理论知识。出版医学专著3部，发表论文数十篇。

对于多数人来说，健康与长寿不是日常生活的必然产物——需要正确的方法！

历经千般风雨　归来仍是少年

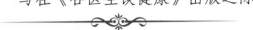

——写在《谷医生谈健康》出版之际

　　谷志文医生的医学科普力作《谷医生谈健康》即将付梓，来电嘱题写序文。放下书稿，掩卷深思，心潮起伏。回忆起与志文兄并肩走过的人生事业之路，可谓历历在目，难以忘怀。

　　志文兄出生在河北省张家口市崇礼县。他天资聪颖，笃诚质朴，少怀大志，勤奋努力，大学毕业后扎根故土，治病救人，成为地方名医。他先后在河北医科大学和北京大学心内科深造多年，后师承英国皇家医学院院士、国际知名糖尿病专家王执礼教授，以及国内知名糖尿病足专家李仕明教授，且学有所成。他以糖尿病及其众多并发症为专业方向，辛勤耕耘，刻苦求学，临床疗效显著，医学专著佳作迭出，收获累累事业硕果。

　　我与志文兄于2005年相识。我从南方来京谋求发展，与志文兄在一个单位工作。他长我两岁，我称他谷兄。与他成为挚友，主要是"三观"合。我们都是以治病救人、普济众生为人生理想，以求真务实、追求真理为学术情怀，生活上相互关心，事业上相互促进，思想上相互砥砺，共同度过了一段美好时光，友谊之树根深叶茂，历久弥新。

　　我毕业于北京中医药大学，师承当代经方大家冯世纶教授和糖尿病专家王执礼教授，专业方向是中西医结合治疗糖尿病及代谢综合征。在与志文兄共事期间，我们经常联手治疗疾病，并每获佳效。在我的影响下，志文兄对中医学产生了浓厚兴趣，并与中医学结下了不解之缘。他的案头、床边堆满了厚厚的中医书籍。他勤学苦读，夙兴夜寐，乐而忘返。他不像有些西医同行一叶障目，不见泰山。他用全新的视角、开放的胸襟、科学的态度比较西医与中医两种医学模式的优劣，把采用优化的医学模式为患者带来最大利益作为自己的始终追求。

　　岂止是志文兄，包括我在内的广大医学工作者，何尝不想找一条快捷、高效的医学模式，救死扶伤，提高职业的成就感呢！

毋庸置疑，西医学的发展成就是巨大的，解决了许多古人不能解决的问题，但它一味向技术渗透也带来了许多弊端而饱受质疑。

其一，临床学科过度细化，缺乏整体性。由于西医学体系庞大，故没有人能成为百科全书式的专家。今天的医学生培养模式，可以说是专科医生的培养模式。这种模式的不足在于，医生容易只见树木，不见森林，治疗因缺乏整体性而不能取得较好的临床效果。

其二，不能有效解决医学实践中的共性与个性之间的矛盾。众所周知，西医学是一种循证医学，期望通过标准化医疗，达到同质化的临床效果。这种方法有利于规模教学和医学生的培养，但标准化方式往往忽略了医生实践的经验性、疾病个体的特殊性和医疗过程中的能动性，往往是临床医生按照临床指南路径操作，临床效果并非令人满意。

其三，注重技术性发展，缺少人文精神关怀。人是自然性与社会性的统一体，有时候，我们花费了大量的经济和医疗资源，救治的只是生物学意义上"活着"的人。这是否有必要呢？针对一些多器官衰竭的老年疾病患者、某些肿瘤晚期的患者、一些人类医学缺少治疗手段的危象患者，我们能否有好的方法延缓其生命、减少其痛苦呢？长期以来，由于我国缺少生命教育，很多患者及家属认为，疾病是有办法治疗的，只要花钱就行，结果是人财两空，引发出尖锐的医患矛盾。

其四，重治轻防，导致疾病井喷式增长，医疗费用大幅增加。防治并重、防大于治才是科学的医学模式。现代的生物－社会－心理医学模式要求我们预筑堤坝，从源头上减少疾病的发生。近三十年来，由于生活方式的改变、社会环境的变化及心理应激的增多，中国人的患病率在快速增长。据统计，2018年全国就诊人次高达88亿之多。我国现有糖尿病患者1亿多人，高血压患者两亿多人，癌症的发病率和患病率位居世界第一。纵观中国大地，诸多卒中中心、肿瘤中心、胸痛中心、房颤中心如雨后春笋。各大医院人头攒动，熙熙攘攘，甚至出现一家几代人、老老少少都在四处求医问药的怪现象。

由于上述原因，患者饱受痛苦的就医体验，医生承担着超负荷的医疗工作，许多医务人员因长期心力交瘁而英年早逝。我所在地区的某三甲医院，一年就有三个科主任不幸病逝，最大的52岁，最小的42岁。人间悲剧，令人唏嘘。

长期以来，我和志文兄都在凝重而深刻地思考，总想探索一条新的医学道路。我们把目光投向了中医学。我和志文兄在长期的医疗实践中切身体会到，中医这块民族瑰宝是那样的博大精深、异彩纷呈而又朴素高效。它既是一门艺术，也是一门哲学，又是天地之道和生活方式。由于历史和现实的原因，当代中医的发展之路面临着诸多困难和挑战。

首先，中医西化现象突出，传统中医渐渐失去本来面目。中医在古代是建立在中国传统文化基础上的一门经验医学，其特点是朴素而有效，且简、便、效、廉。然而被西化了的中医渐渐失去其特点和精髓。在西医理论指导下的中医治疗模式，既繁杂难学又缺少疗效。在与西医的竞争中，中医逐渐退却并被边缘化。

其次，中医人才培养和评价体系存在问题。中医有着五千年的悠久历史，是古代先贤与疾病斗争的经验总结。它从生活中来，到生活中去，是一种实践性很强的治病方法。古往今来的中医大家，无不谙熟经典，娴于临床，经过无数次的成功与失败而日臻完善。而当今的中医临床令人堪忧。

再次，对中医文化的传承、保护和弘扬工作亟待加强。近百年来，由于"西学东渐"，中西医之争从未停止。不知何故，总有人以诋毁、否定中医学为能事，处处体现出民族虚无主义。有的人留学几年则言必美国如何、欧洲如何，这种脱离民族文化环境和中国国情的思想，无异于邯郸学步，会贻害无穷。其结果是人民群众"看病难、看病贵"的矛盾愈加激烈，医患矛盾愈加紧张。

其实，中西医从来就不是对手，而是战友和兄弟。它们不是零和博弈，而是一种相互借鉴和补充。西医学长于从组织细胞学角度对疾病的解剖部位、病理特点和发展转归方面进行定性定量，在危急状态下对生命系统提供支持与纠正，在疾病发展阶段控制症状，减轻患者痛苦，延缓疾病进展。中医辨证施治的首要精神是在患病机体一般规律反应的基础上，寻求一般疾病的通治方法。它重在调节和纠正人体失衡状态，即近代伤寒大家祝味菊所说的"自体之疗能"。中西医各有千秋，不能相互替代，而是相互补充，殊途同归，治病救人。

我和志文兄曾联袂救治过一个危重病患者。该患者有严重的糖尿病和多种并发症，因重症心衰和肺部感染先后在北京多家医院诊治，病情严重，生命垂危。后患者就诊于我院，在志文兄常规西医手段的基础上，我给予真武汤合葶苈大枣泻肺汤，并重用大黄进行治疗，患者转危为安。

近十年来，由于工作关系，我和志文兄一南一北，天涯相隔。但遥远的时空挡不住我们赤诚的友谊和事业上的合作。我们电话沟通，相互交流，远程会诊，服务广大患者。我们深知个人的力量是有限的，但我们初心不改、痴情不减，我们要用自己的生命之光为患者谋福祉，为中医药事业的发展奉献光和热。

我和志文兄都是从医近30年的医生，在事业上处于黄金年华。我们不仅肩负着沉重的生活负担，也担负着繁重的工作压力，但志文兄比我更加勤勉和努力，业医之余勤耕不辍，披沙沥金，先后出版了《糖尿病患者最新健康管理手册》《如何战胜糖尿病》两部著作，《谷医生谈健康》是他的第三部力作。我认真阅读了他的几十万字著作，从字里行间感受到了一个普通知识分子和医务工作者对祖国卫生事业的拳拳之心和殷殷之情，我仿佛看到他在灯光下伏案劳作不倦的身影。我为他的这种精神而感动，也为他深深祈福，祈愿他保重身体，行稳致远，为祖国的卫生事业再立新功。

"便觉眼前生意满，东风吹水绿参差。"相信这部书的出版定能为医学科普园地增添一缕春色，为广大关注健康与养生者送去防病治病的科学手段与指导。

是为序！

晏子

2019年10月

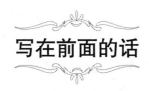

写在前面的话

长寿是人类有文字记载以来亘古不变的追求，但数千年过去了，人类对改变自己命运的成就并非尽如人意。尽管古人有"人生七十古来稀"的感慨，现在平均寿命七十多岁已是许多国家和地区的平均水平，甚至有些国家，如日本平均寿命已经达到八十多岁。但相对于人类几千年不懈追求的历史来说，用几千年的时间达到了十几、几十年寿命延长的跨越，进步似乎微不足道。这也从另一方面验证了人类要想战胜自我与自然，使自己的寿命哪怕仅仅延长一小段是多么困难。

人类为了实现长寿进行了种种探索，有些方法现在看来是那么荒唐，但有些方法经过时间检验却是积极且有益的。

那么，在医学科学尚未发展到大幅改变人类健康与寿命的阶段，究竟有没有一个相对比较简单的办法使长寿不只是少数人，如道行很深的修炼者、条件优越的成功人士的专利，普通人经过简单的努力也基本能达到呢？

我从事临床工作数十年，一直在寻求这样的答案。略感自慰的是，在浩如烟海的信息与方法中，我似乎寻找到了一种较为简单和有效的方法，不能说该方法一定会使人长寿，但却可以使身体更健康、预期寿命更长。

我将与大家探讨这个问题，目的是使大家通过阅读此书，对长寿概念的理解更加具体，对长寿（健康）方法的掌握更加多样。如果您通过阅读此书能对自己、家人及您所关爱的人的健康有一点点帮助的话，我想我的目的也就达到了！

萌生出版此书的想法与近期发生的两件事情有关。

第一件事发生在2018年9月10日。一位患者来复诊，就诊结束后，一同来的爱人顺便聊了几句，说近半月左右右侧季肋区附近隐痛，持续时间不长也不剧烈，且不固定，未特别关注。但两三个月来瘦了

2~3kg。进一步了解得知：患者56岁，长期吸烟、饮酒，无腰背及上腹疼痛，无明显乏力，且感觉精力尚好，自己打理果园。仔细观察，皮肤似隐隐发红。我暗自揣摩，是饮酒的缘故吗？可现在是上午，早晨喝酒的人不多啊！于是劝他去检查一下。起初患者不愿意，觉得自己没有问题，后在爱人的劝说下也就接受了。几个小时过后结果出来了，其中肿瘤系列中的两项（与消化系统相关）明显增高，且高出正常范围十几倍至几十倍。这下夫妻俩都不淡定了。进一步检查的重点是消化系统。3天后结果出来了：胰腺癌肝脏转移，且没有手术机会了。

待患者的爱人和孩子再次过来时，我明显感到他们的紧张、无助与绝望。后来患者本人也过来1次，说在服中医专家开的中药，希望奇迹能够出现。面对一位头脑清楚、貌似健康的壮年之人，他的预期寿命有可能是1个月、两个月或者半年，患者自己和家人所承受的压力、绝望与无助，我想除非置身其中，否则是难以体会的。

作为一名成天与疾病和死神打交道的高年资医生，从医学角度讲，如果能够重来，应该采取哪些措施才能避免类似悲剧的发生呢？

首先，改变生活习惯，戒烟戒酒。

其次，定期检查，不放过任何细微的异常。许多疾病都是经过一个相对漫长的过程发展而来的，尤其是糖尿病、动脉硬化、慢性肺病、癌症及心脑血管疾病等，只要方法得当，加上积极配合，绝大多数绝症是可防可治的。

结论是：定期检查，关注自己身体的细微变化，不要等到没有办法了才重视！

第二件事是我听到的。2018年9月24日是中秋节，我照例回家与父母团聚，看望朋友。在与朋友的交谈中，我听到这样一件事。我以前单位的同事，近日女儿出嫁。女儿很优秀，在大都市工作；女婿也很优秀，三十出头就是一家公司的副总。办喜事当天，快到中午了，新人还没有出现。随后传来消息，女婿早上感觉身体不适便到医院检查，紧接着抢救，竟然"走"了。

在感慨世事无常的同时，作为一名从事心血管疾病和糖尿病治疗工作多年的医生，我很想知道到底发生了什么。

我在想是否与这些方面有关：平时工作压力大、生活不规律？身体有些胖？血压有些高？血糖有些高？抽烟、喝酒？近期感冒了？筹备婚礼过度劳累？

无论什么原因，也难以定论，但结果是三十多岁的人说"没"就"没"了。

真是"黄泉路上无老少，奈何桥边孟婆忙"。

没有时间关注健康，不尽然吧！没有能力关注健康，不可能吧！我想还是大意了、忽视了。如果近期检查了，如果发现并关注了自己的异常状况，并采取相应措施，悲剧是可以避免的！

因此我想，以后工作的重点要有所倾斜或转移，把更多的时间和精力放在预防为主上！古人讲，"上工治未病"，愿更多的医生成为"上工"吧！这样遗憾就会少些，不该发生的悲剧就会少些，社会与家庭就会更加和谐，幸福感就会更强！

本书的编写，一方面是对自己近些年知识学习与临床经验的一个整理；另一方面也想以此为契机，与关注、热爱及有志从事抗衰老、健康与养生等研究的同行和有识之士结缘，面对如何延缓"衰老"这一千古难题挖掘出一些有价值的方法，并通过验证惠及个人、家庭及社会。每想于此，我便产生了写出来、发表出去的动力！

健康与长寿的话题没有起点也不会有终点，让我们一起努力，为这个永恒的主题做一些有价值的事情！

在此，衷心感谢晏子老友在百忙之中拨冗作序，不仅回顾了我们多年的友谊，也对目前医疗行业存在的问题进行了深入剖析，并对构建新医学模式提出了自己的看法。

该书得以出版更要感谢中国中医药出版社韩燕老师及许多同仁、朋友给予的大力支持与帮助。大家的关心与厚爱是我追求卓越的最大动力！

由于知识范围所限，面对浩如烟海的信息在较短的时间内难以梳理与挖掘，书中观点难免有失偏颇或挂一漏万，敬请同行专家指正。

谷志文　于北京八大处
2019 年 10 月 26 日

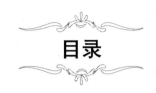

目录

|第一部分　认识衰老|

一、衰老是生命的过程，疾病与不良习惯是助推器

衰老是身体的每一项功能随着时间逐渐衰退的过程。

如果评选一件人人都讨厌甚至痛恨的事情的话，我想"衰老"或"老化"肯定名列前茅。想想看，好像不久前还在为青春期常见问题烦恼，为爱或被爱而备受折磨，为以后人生前景如何而惶恐，但转眼间，已经人到中年或者老年了。事业好像尚未起步或有个更好的结局，体力已经开始下降，精力也有了力不从心的感觉。身边的亲朋好友主动或被动往医院跑成为常态，年龄或大或小的人也在不断离我们而去。

有人说，这是自然规律与法则。不错，但为什么有的耄耋老者仍然头脑清晰、身形矫健，有能力云游四方，潇洒人生；有的人刚到中年就百病缠身，甚至生活自理都成了奢望。日前（2018年9月28日）我所负责的一家医院住院部就有两位（一男一女）年龄不到50岁就被尿毒症、高血压、心脏病、高血糖、贫血、水肿等所累而痛苦不堪的患者。另外一位赵先生（北京延庆人），刚过四十也在为眼睛可能失明而焦虑（糖尿病视网膜病变，已经多次眼底激光手术），可是因为事业忙仍不能积极配合医生把血糖控制好。还有王先生，六十出头也在为以后是否会罹患癌症而担心。后者有几项肿瘤系列结果异常，但却嗜烟如命不能戒除，血糖控制也时好时坏。

如果检查及评估一下，可发现这几位先生和女士尽管年龄都不大，但由于以前罹患的一些常见病没有控制好或不良生活习惯不能改善，身体功能明显下降了，说他们衰老快是合适的。

我们该怎么办？难道这样的衰老就不能避免或晚来几年甚至几十年吗？

我想，答案是肯定的。

二、看起来年轻的人更长寿

衰老出现得早，寿命短；年龄大的人，衰老可能更重，但衰老肯定不等于长寿。当疾病加重了衰老，长寿则成为奢望。有一种病叫早衰症，年龄很小，几岁、十几岁就提前步入老年状态，其寿命必然很短。因此，判断人是否衰老或能否长寿的一个简单方法是：人看起来是否年轻，照一下镜子就会得出初步结论。

其他判断指标是：头脑是否清楚，言语是否流利并能准确表达其思想，走路是否轻快（与步态蹒跚相对），身体的重要指标佳否，如血压、心率、血脂、体重指数、血糖等。当然这里不包括通过整容等修饰而使自己显得"年轻"的情况。

使自己不仅看起来年轻，重要指标也"年轻"（正常或基本接近正常），是简单实用的推测健康与长寿的办法。

三、如何判断衰老

既然衰老不可避免，那么如何判断衰老呢？

1. 寿命不是判断衰老的最佳方法

人或其他动物，如果衰老得慢，寿命就长，这似乎有一定的道理。比如狗的寿命是10~20年，马的寿命是30~50年，那么马衰老得要比狗慢。

但决定人寿命的因素很多，如基因、生存环境是否艰苦、运气的好坏、本身的脆弱性等。

新中国成立初期，我国居民的平均寿命是35岁，到1990年为68岁，到2006年为73岁，到2011年达到76岁。寿命之变化如此之大是几十年间衰老变慢了吗？这期间，变化大的其实是我们抗击传染病的能力提高了，水质变好了，食物保存和烹饪的条件改善了，公共卫生措施增加了，如此等等（经济发展、国家富足、生活条件改善等外界因素）。进一步的研究表明，在这62年间，我们的衰老只是慢了一点点。因此，年龄不是衡量衰老的指标。

2.最大氧消耗量是判断衰老的有效指标

该指标是指当人体进行最大量活动时所消耗的氧气量，它反映了肺功能、心功能、血液携带氧的能力，肌肉摄取与利用氧的能力，因而是反映人体功能（衰老）的一个准确指标。

当然，它的测定需要在设备齐全的实验室，由受过专业训练的人员来完成。研究发现，无论是喜欢运动的达人，还是很少规律锻炼的宅男，从25岁开始，每年都会丧失1%的最大耗氧量。虽然运动达人的最大耗氧量大于很少运动锻炼者，但其下降速率是一定的，每年递减1%。

无论是青年、中年还是老年，只要开始运动训练（在心肺功能允许的情况下），其体力和耐力都可能增加，但是否意味着"返老还童"（衰老慢），尚不能这样认为。因为强壮的老年人只是将其肌肉的潜能发挥了出来，但这个潜能的衰退则是不可避免的，其随着年龄的增长而衰退，并没有使衰老减慢。

只有能够减慢、停止或逆转潜能衰退的方法，才称得上是抗衰老的方法。

当然经常锻炼的人体格强壮，会减少许多中老年常见病，也能提高生活质量，但进一步的研究显示，其对延长寿命的效果十分有限。

3.世纪谜题——生育能力、衰老与寿命

生育能力似乎是一个衡量衰老速度的指标。一般来说，在环境相对稳定的社会中，女性20岁左右生育力达到高峰，30岁以后生育对母亲和孩子的危险性都会增加。如果没有先进的医药技术支持，女性在45~50岁便停止生育了。近期有报道显示，一位60岁的女性怀孕待产。

看到这样的消息，我想多数人的心情是复杂的，似乎超出了相对简单的医学范畴。

在生育能力方面，男性就不同了。虽然随着年龄增长男性的生育能力也在下降，精子的数量与质量也在下降，但仍有男子95岁还可生孩子的报道，而这在女性是不可想象的。

那么是否说男性的衰老速度要慢于女性呢？实际情况则恰恰相反，女性的平均寿命比男性要长。比如2006年，我国的人均预期寿命为73.4岁，其中男性71.7岁，女性75.2岁，其差距不言而喻。

男性生育能力持续时间长，但寿命短；女性生育期限短，但寿命长。一方面说明生育能力不能作为判断寿命的指标；另一方面是否也说明，生命本身就一直隐藏着太多秘密等待去揭示呢？

4.群体死亡率是评判衰老的有效方法

以目前的技术手段，个体的衰老速度是难以测量和评估的，但整体衰老速度，如一个民族、一个地区、一个国家的衰老速度则是可以测量的。研究发现，衰老并非有的人所说的从出生就开始，而是大约从10岁或11岁开始。就是说，衰老是从青春期之前开始的。

其根据是把死亡率作为评判衰老开始的指标。因为对于任何年龄段的群体来说，死亡率的改变都是评估身体状况的一个相当可靠的指标。这个概率无论人类还是动物都差不多，尤其是当环境条件相对稳定的时候。

对人类来说，一般情况是死亡率在出生时很高，然后逐步降低到某一点后又开始逐步升高，在生命的最后几年呈加速上升。年龄越大，群体死亡率越高。

5.衰老开始于死亡率最低的年龄

衰老开始于死亡率最低的年龄10~11岁，且呈几何级数增长。虽然人在任何年龄段都有可能死亡，有的因为疾病，有的因为意外，但随着年龄的增长，死亡率明显增加与身体功能下降和衰老是相关的。

关于各年龄段死亡率的情况，一份关于美国妇女各年龄段死亡率的统计资料（1980年）显示，1岁时，死亡率为1‰；10岁时，死亡率为0.25‰；从12岁开始，死亡率再次增加；到30岁时达到1‰；之后则一直持续不断增加。因此，衰老开始于死亡率最低的时候的说法应该是合理的，就是说10岁或11岁人体开始衰老。

关于衰老（死亡率）以多快的速度在增加，研究发现，它是以几何级数增长的。也就是说，它不是每年增加一个固定的数字，如从2→4→6→8；而是每年以一个固定的乘数倍增，即从2→4→8→16的数字增长。进一步研究发现，死亡以双倍死亡率时间而发生变化（change in mortality–doubling time），即死亡率双倍所需的时间。比如，一位35岁的人，43岁时的死亡率是35岁的两倍，51岁时增加到4倍，59岁时增加到8倍。这条曲线为保险公司所采纳（据说，人寿保险率每8年增加1倍）。

研究显示，其他动物的衰老也遵循同样的规律，不过老鼠的双倍死亡率时间为3个月，果蝇是10天。

四、人为什么会衰老

关于这一问题的理论，估计有数百种之多，且不断有新的理论提出。不同专业的学者，对衰老的看法不同。比如，神经学家认为，衰老的发生在于神经元积累的损伤——脑细胞出生后就不再增加。心脏病专家认为，衰老是心脏和血管功能的逐渐退化，动脉硬化和心功能降低，最终导致心脏不能将血液输送到远端重要脏器而导致功能衰竭。细胞生物学家认为，衰老是新陈代谢产生的氧自由基（oxygen radicals）伤害了细胞的重要成分，如线粒体等，直至细胞功能丧失。然而分子遗传学家的观点应该更有说服力。

1.细胞分裂与老化

生殖细胞巨大而有节制的分裂能力产生了多姿多彩的生命世界，包括人类及各种生命形式。

研究发现，细胞的生命史与人或动物从出生到死亡的过程一样。一个胎儿正常的细胞并不能永久繁殖，其分裂到一定程度后会停止，这种分裂的极限称为"黑佛立克极限"（Hayflick limit），被认为是细胞层次的老化，而细胞分裂能力的持续性衰微被认为是细胞停止分裂的原因，且在细胞停止分裂不久后，细胞就凋亡了。

进一步研究发现，从成人身上取下的细胞不能像胚胎细胞那样多次分裂，且从长寿动物身上取下的细胞较从短寿动物身上取下的细胞分裂次数多。因此，细胞分裂能力与衰老密切相关。

2.细胞分裂停止与老化

研究显示，人每增长1岁，肌肉的力度会丧失1%。到了老年，多数人的肌肉会软弱无力，且体质虚弱。但也有少数长期进行健美锻炼的老人，依然是"肌肉男"。可以这样认为，前者衰老快，后者衰老慢，但他们的肌肉数量是一样的（肌肉细胞数量到一定程度就不再分裂了），只是后者因锻炼而粗大，前者则相反。可以认为，肌肉老化是质量导致的而非数量（细胞分裂停止）所导致。

也有研究者认为，细胞分裂的极限机制限制了一些重要器官或组织的修复，如受损动脉的修复、免疫系统能力的降低（免疫系统需要很多、很快的细胞分裂来有效运作），最终导致重要器官及组织的功能降低和整体死亡。因此，细胞分裂能力与出生、成长、成熟及老化密切相关。

3.细胞分裂与癌症

当普通细胞由不具备分化能力或仅有有限的分化能力转变为具有无限分化能力的细胞后，正常细胞就转变为癌症。这时的细胞分裂又成为导致机体消亡的罪魁祸首。正所谓成也萧何（细胞分裂导致生命的出现、成熟与功能维持），败也萧何（过度的细胞分裂导致机体的消亡——癌症）。

4.生命延续的秘密

有专家认为，衰老有可能是按计划行事。就是说，一个人出生时衰老的时间就设定好了，而非人到老年了才姗姗来临。

　　现在我们已经知道，生命的所有遗传信息和生命密码都以氨基酸的形式（碱基对）储存于DNA中（精子与卵子）。当二者结合后，启动了分裂与复制程序，最终由一个细胞（受精卵）经过反复分裂形成由亿万细胞组成的复杂身体，包括我们及所有生命体的形式，如发育形成眼睛、大脑、耳朵、牙齿、心脏、胃肠道等。因此，有限的细胞分裂是身体适当发展的必要条件。同时，子代身体中形成的生殖细胞存储了父代所包含的遗传信息，并会以同样的方式传递给下一代（孙代）及下下代等。因此，生殖细胞是永不停止地分裂的。但实际情况是，每一代的端粒（DNA的末端，与细胞分裂次数密切相关）都会比它前一代短一些。如果没有适当的补救措施，经过若干代的分裂后，生殖就停止了，就不会有新的生殖细胞制造出来。我们当然知道，这件事以前没有发生过（不然就不会有我们存在了），希望以后也不要发生（不然我们及其他生物就绝种了）。是谁一直在拯救我们并将继续拯救我们，是端粒酶（telomerase）。

　　研究发现，所有人类的染色体尾端都有端粒酶，其作用是在每一次分裂后加上被缩短的那一小截。所以生殖细胞基本上可以无限制地分裂下去，这就是生物延续的秘密。

|第二部分 影响健康与长寿的因素|

一、长寿基因如同中了一份大奖

长寿的人常常聚集在同一个家族，首先让人联想到健康、长寿与基因有关。从生理学角度讲，衰老可归结为血管动脉硬化的结果。机体中有一个基因叫apolipoprotein E，简称ApoE，其主要功能是处理饮食中的脂肪。研究发现，如果这个基因的形态为 $\varepsilon 4$，则该类人易患高脂血症（主要为高LDL）。芬兰是世界上 $\varepsilon 4$ 人数最多的国家，结果是世界上患动脉粥样硬化比例最高的国家。日本是世界上 $\varepsilon 4$ 人数最少的国家，结果是世界上患动脉粥样硬化比例最低的国家。因此人们认为，$\varepsilon 4$ 是动脉硬化的基因，也是衰老的基因。

那么，是否 $\varepsilon 4$ 基因数量多就必然会动脉硬化，且衰老得快吗？事实并非如此。

有资料显示，巴布亚新几内亚是世界上 $\varepsilon 4$ 基因数量最多的国家，但原住民则几乎没有动脉硬化。研究其生活习惯显示，其饮食中只有5%的脂肪（低脂肪饮食），而同期美国人的饮食中脂肪含量则达到30%~40%，且前者的活动量非常大。如今生活条件改变了，巴布亚新几内亚原住民的生活习惯发生了转变，与美国人的高脂饮食习惯（生活富裕了）无异，如此则坏基因（$\varepsilon 4$）的作用很快显现，表现为40多岁常死于心脏病，而此前从未有人死于心脏病。这大概也是我们生活当中，有的家庭父母长寿而子女不尽然的原因吧！

近期研究显示，遗传在人的健康与长寿中所占比重为15%左右。因此，有了长寿基因值得庆幸，但还不够，还要善加利用。

二、人生旅途中女性是获胜者

虽然男性的生育期明显长于女性，但统计发现，男性在任何年龄段的死亡概率都比女性高，包括在自然流产中，男性胎儿也比女性胎儿高，可达到2∶1，具体原因不清。就是说，即使在母亲的子宫中，男性也比较脆弱。

在现代化国家中，男性死亡率自青春期开始有显著增高，自11岁起到23岁增加10倍，之后慢慢下降约10年，然后进入8年一期的双倍死亡率阶段，直到生命终止。科学家将其定义为男性荷尔蒙失智症（testosterone dementia），并认为是行为上的，而不是生理上的现象。这段时间，2/3的男性死亡是因为意外和自杀，高出女性的3倍。专家认为，这是男性荷尔蒙在作怪。因此，家里有荷尔蒙处于快速增长阶段（12~23岁）的男性父母要格外留意与关注他们，协助他们渡过这段人生危险期。

即使男性与女性一起进入8年增加一倍的死亡率怪圈，但男性比女性的死亡率仍然高出1倍。因此，可以认为，女性寿命长不是因为她们老化慢，而是她们不像男性那样脆弱。

男性同胞注意了，要想健康长寿，相对于女性来说不具备先天优势，需要更加努力和付出才行！

三、新陈代谢率与衰老

衰老可理解为生命速率的快慢，与新陈代谢的速度——生化活动的速度密切相关。

动物的新陈代谢速率一部分与遗传有关（动物种类，恒温动物还是冷血动物），另一部分取决于它的体温（温度每增加10℃，化学反应速度增加2~3倍）。

有关生命现象的研究发现，大型动物通常比小型动物要活得长。比如，老鼠两个月就成熟，通常能活2~3年；狗6~8个月成熟，通常能活10~20年；马1年成熟，通常能活30~50年。进一步研究发现，大型动物的基础代谢率（休息时每个细胞燃烧的热量）大约是体形较小动物的一半。我们都有这样的经验，老鼠活泼好动，基础代谢率高（心率很快），寿命只有两年左右。乌龟行动迟缓，心率很慢，寿命很长。

推及至人类，并不是说体重越大，寿命越长；体重越小，寿命越短。反而人类有"有钱难买老来瘦"的谚语。那么体重与寿命是什么关系呢？多胖或多瘦才合适呢？我们将在其他部分探讨。现在主要探讨人体的代谢率与寿命的关系。

有这样的报道，说一对姐妹服用减肥药后发生了危险（姑且信以为真），作为医生对此的解释是有些减肥产品中含有甲状腺素片（一种治疗甲状腺功能减退症的药物）。之所以将这种药用于减肥产品，是因为它能够通过加快心率来增加心肌细胞基础代谢率，额外消耗热量而达到减轻体重的目的。然而，心脏长时间快速搏动对身体会造成极大伤害，可诱发或加重原有心脏疾患，从而发生危险。

同理，作为临床医生，我们有这样的习惯或经验——尽可能把患者的心率控制在偏慢的水平。我经常对患者讲，基础心率60次/分钟要好于70次/分钟，70次/分钟要好于80次/分钟，80次/分钟要好于90次/分钟，以此类推。究其原因，是希望心率减慢，基础代谢率降低，达到心脏及机体健康与安全的目的。

研究发现，不同体重的动物（如马、天竺鼠、狗、猫、羊等），单位体重（如1g体细胞）一生中所消耗的热量相近（260~280kcal）。那么，新陈代谢率越高（体温、心率、血压等越高），则消耗得越快。就好比不同耗油量的汽车，当所加的油是一样多的时候，耗油量大的车行驶的里程要短。

当然，在可能延缓衰老、延长寿命的方法中，首先有一个办法行不通，就是通过降低体温、降低人体新陈代谢率来实现延缓老化、获得长寿的目标。因为人是恒温动物，重要器官、组织及细胞的功能需要机体体温维持在一个较高且相对稳定的数值时（37℃左右）才能正常工作。否则，情况则变得相反。当人体处于低温环境时，需要增加新陈代谢来维持体温，这样反而会消耗更多的能量。

那么，为什么生命的长度（寿命）受制于细胞的能量代谢呢？我们将在后面探讨。

四、节食与衰老

节食而非营养不良，可能会延缓衰老。

动物实验显示，当实验老鼠的进食量减少30%~40%时，可以延长其寿命20%~40%，并且节食的同时也延缓了肿瘤的生长，对机体的整体状况改善有益。但节食并非简单的挨饿，更不是营养不良，需要保证基本的营养，如蛋白质、维生素和矿物质等，这样才能维持机体正常生理功能，如修复伤口、脑力活动、维持心脏及免疫系统功能等。

科学研究进一步发现，当限制能量摄入时，每一个细胞新陈代谢降低的比例，正好是生命延长的比例。动物实验因此得出了这样的结论，一生中每个细胞所消耗的能量几乎是一样的。所以说，吃得多，衰老快；吃得少，衰老慢，看起来是顺理成章的事了。该理论也可解释为什么冷血动物如蛇比相同体积的兔子等活得长，而乌龟活得最长。

五、自由基——衰老的元凶

绝大多数动物的生存依赖于氧气，包括我们人类。比如，我们的大脑耐受缺氧的时间大约是几分钟。就是说，超过一定时限，我们的脑细胞就会受到不可逆的损伤。研究也发现，在正常大气压下，如果呼吸纯氧超过6小时，就会出现胸痛、咳嗽和喉咙痛；继续延长吸纯氧时间，就会导致肺及全身重要脏器的不可逆伤害。氧气也可以伤害我们，这是给我们的关于氧气是生命必不可少的另一方面信息。

氧气对我们来说最重要的作用是通过呼吸道进入肺部，然后弥散进入血液（肺毛细血管→肺静脉→心脏→大血管→小动脉→微循环）、组织及细胞中，与脂肪和碳水化合物发生化学反应，产生二氧化碳、水和能量。其中，能量供人体生命活动所需。如果氧气与细胞内其他有功能的分子发生反应（氧气是非常活泼的分子），就会制造出许多自由基（氧化剂）和其他有害成分。

自由基（氧化剂）含有不成对的电子。在自然状态下，当电子成对时是很稳定的，如果电子不成对，其反应性就非常高，需要从其他分子上抢夺电子，结果是自己稳定了，造成其他分子的不稳定（产生了新的自由基），而后者的反应性则更强。通过这种连锁式过程，最终造成细胞和组织的永久性伤害。

这些氧化剂与机体及组织的衰微改变相关，如动脉硬化、关节炎、白内障、致癌物及癌症等。

由此看来，机体衰退与老化是不可避免的。那么如何避免自由基的伤害呢？我们将逐步探讨。

六、矛盾的ApoE基因——加速或延缓衰老

ApoE是一种蛋白质，由肝脏分泌，与胆固醇代谢、动脉硬化和老年痴呆相关。它能制造3种基因——$\varepsilon 2$、$\varepsilon 3$和$\varepsilon 4$，每种基因制造出来的ApoE略有不同。其中，$\varepsilon 4$基因最有杀伤力，与高胆固醇血症、心脏病和阿尔茨海默症相关。在欧洲国家中，芬兰人最普遍。同时，芬兰也是心脏病发病率最高的国家。该基因在中国人和日本人中少见。相对而言，心脏病发病率也低于美国和欧洲。有1~2个该基因型的人易患阿尔茨海默症，且发病年龄较早。

$\varepsilon 2$基因与低胆固醇程度相关。该基因普遍存在于发展中国家和地区，心脏病和阿尔茨海默症的发病率较低。

$\varepsilon 3$基因的作用介于二者之间。

那么，在普通人群中，三种基因的实际存在状态又如何呢？研究显示，$\varepsilon 3$普遍存在，占所有ApoE基因的60%~80%；$\varepsilon 4$占7%~24%；对人体最有益的$\varepsilon 3$只占5%~11%。那么，人类能否改变这种比例关系呢？让我们拭目以待。

七、葡萄糖与氧气也是伤害人体的元凶

高血糖会对人体产生伤害是毋庸置疑的。我从事糖尿病及并发症诊治数十年，对此深有体会并印象深刻。如果高血糖没有控制好，会对人体几乎所有组织及器官产生伤害，较同龄人提前出现各种各样并发症，并最终危及生命，说高血糖导致了衰老加速，我认为是合乎逻辑的。

问题是，如果说正常范围的血糖也是衰老的元凶又是怎么回事呢？

这是因为机体（当然包括人类）在利用人体须臾不可缺少的最重要的物质时也会产生伤害自己的物质，就像氧气一样，并且与氧气相关。

动物包括人类的能量直接或间接来源于植物，而植物中的能量来源于太阳提供的能量，就是光合作用。

二氧化碳＋水＋太阳能→葡萄糖＋氧气

在人体中，能量的直接来源是葡萄糖（单糖）。如果能量过剩则以多糖的形式贮存起来（糖原或肝糖原），当人体需要能量进行各种各样的活动（思考、劳动、健身）或者仅仅是维持人体的基础代谢（活着）时，储藏在葡萄糖中的能量就被释放出来，其过程与贮存相反。

葡萄糖＋氧气→能量＋二氧化碳＋水

这个能量产生的过程就是我们的生命源泉，其过程也被称为"有氧呼吸"（aerobic respiration），因为需要氧气。与前面讲的氧气在利用过程中会产生自由基和氧化剂一样，葡萄糖在被利用过程中也会产生这些有害物质（自由基与氧化剂），并最终伤害人体。这个过程是在线粒体中进行的，而后者是人体最基本的组成单位——细胞中最重要的部分，是人体能量产生的场所，也可以说是生命能量源泉的所在地。

也就是说，对人体最重要、须臾不可离开的两种物质——氧气与葡萄糖，其代谢产物（自由基与氧化剂）最终又会对人体造成伤害。

那么我们该如何避免或减轻这种伤害呢？这不仅关乎我们的健康，也关乎我们的未来。

八、线粒体与衰老

几乎所有动物细胞中都有线粒体。在显微镜下，线粒体看起来有点儿像带有褶皱的杆状细菌。这不是巧合，而是因为几亿年前它们本来就是自由自在的细菌，在侵入较大的细菌后经过漫长的演化而成为目前的状态。因为线粒体原本就是细菌，所以有自己的基因（一小段DNA），与我们在细胞核内的基因是分开的。线粒体的基因只从母体而来，与一般的基因不同，精子的线粒体在受精时是无法穿透卵子而进来的。细胞中的线粒体从几百到上千个不等，每个线粒体中都有5~10个一模一样的来自母体的基因。

线粒体的重要之处在于，进入细胞内的氧气90%是在其中消耗或被转化为能量的，因此它们对机体的生存来说重要至极。

剧毒氰化钾的致命方式就是借助氰化钾巨大的破坏线粒体制造能量的能力来实现的。

食物在线粒体中完成最后分解并产生机体所需的能量，但问题也随之而来。其中，极少量的氧分子没有按照正常方式溶于水，变成无毒无害的物质，而是变成了自由基（氧化剂）。后者由于带有单个电子处于不稳定状态，需要掠夺其他正常分子的电子和原子——氧化、影响其功能，并导致瀑布式连锁反应，从而使这种伤害绵绵不息。当积累到一定程度时，衰老逐渐加速，机体的重要器官组织功能衰退，进而导致生命终结。

因此，氧化对人体来说是个讨厌的过程，自然界也是如此。铁氧化就生锈，铜氧化产生铜绿，人体氧化就逐渐衰老，糖尿病、阿尔茨海默症、帕金森病等随之而来。

生活中，除了代谢过程中产生氧化对机体产生伤害外，还有紫外线和放射线，它们都是通过在机体中形成大量氧化剂而伤害人体中线粒体的DNA。

研究还显示，老年人及老年动物线粒体中的DNA会变短，特别是那些出生后就不再替换的细胞，如脑细胞和肌肉细胞（包括心肌细胞）。这些细胞中的线粒体被破坏后就成为永久性伤害。

这是部分科学家的看法，也有的专家对此不认同。那么，线粒体在人体衰老中到底扮演了什么角色需要我们进一步探索。

九、细胞核伤害与衰老

新陈代谢产生的危害机体的氧化剂中不仅有氧分子和葡萄糖在有氧呼吸中产生作用较强的自由基，也有作用较弱的过氧化氢（也是一种自由基），就是清洗伤口用的过氧化氢。其杀死微生物的方式如同放射线对人体的伤害一样——用大量形成自由基的方式杀死它们。

人体中的基因99%居住在细胞核内，是细胞的神经中枢，控制着细胞的一切活动。如果细胞核中的基因被伤害，便会发生各种各样的问题，如癌症。研究显示，自由基每天伤害每个细胞内的DNA上万次，这种慢反应的自由基（过氧化氢）就是其中重要的一员。幸好绝大多数被伤害的细胞都被机体自身修复了，而没有被修复的细胞则会逐步积累，达到一定程度时就会对人体造成各种伤害，导致癌症、各种慢性病及衰老的发生与发展。

因此，如何减轻自由基对细胞核的伤害是我们要面对的另一个重要课题。

十、脂肪氧化健康大敌

脂肪是人体的重要成分，它无处不在且作用巨大。如果细胞膜中的脂肪受到伤害，则细胞就不能保持基本的完整性，细胞功能受影响也是必然的。眼睛的色素是脂肪的一种，荷尔蒙激素（雄激素与雌激素）也是脂肪的一种，脂肪还是人体能量的储存方式（皮下的油脂）。

衰老的罪魁祸首是动脉硬化，其根源也与脂肪氧化有关，即氧化对LDL胆固醇的伤害。

LDL胆固醇是所谓的坏胆固醇，它是脂肪和蛋白质的化合物，其作用就是在血管中把脂肪输送到身体的各个部位。当它在动脉壁中逐步积累的时候（各种因素导致动脉内膜受损是起点），会逐步导致动脉壁的硬化、狭窄和堵塞，导致各种并发症的发生，如动脉硬化症、心脏病、脑卒中等。之所以怀疑氧化剂在其中起了一定或重要作用，是因为给予有动脉硬化的实验动物以抗氧化剂或具有抑制氧化剂效应的化学物质后，斑块的形成速度可以减慢。临床大量证据也可证实了类似的结果。因此，抗氧化剂可能会减轻动脉硬化，从而延缓衰老。

十一、铁剂与健康

铁在人体健康中起着重要作用。铁是线粒体酵素的主要成分，负责能量制造，也负责氧在肌肉中储存。身体中大部分铁存在于血红素中，而血红素是机体许多重要物质（比如葡萄糖、氧气等）的载体，负责其运输。缺铁的直接结果是缺铁性贫血，临床中很常见，常见于月经过多、慢性失血性疾病（痔疮、消化性溃疡）及慢性肾脏病等，典型表现为肌肉无力及疲倦，长期贫血会导致心脏病在内的一系列疾患。

一般状况下，身体中不会储存过多的铁，因为铁过多会对机体产生很大的伤害。铁能把体内一些无害的氧化剂，如过氧化氢变成有害的氧化剂，从而对机体造成更大损伤。就是说，铁可加速氧化剂对人体的伤害。临床中常见的铁过多性疾病为遗传性血色素沉着症（hereditary hemochromatosis）、获得性血色素沉着症（acquired hemochromatosis）。前者为第六对染色体基因异常引起的常染色体隐性传染病；后者为获得性疾病，主要是因长期过量摄入铁、长期大量输血、肝病引起的铁代谢障碍，以及各种原因引起的红细胞生成障碍等所导致。近年来，铁过量对健康的影响研究较多，尤其是铁负荷与癌症、心血管疾病、免疫系统疾病等。铁负荷与代谢综合征及糖尿病相关，但机理尚不清楚。慢性铁负荷过多可导致心、肝、肾、胰、性腺及皮肤损害，可发生心力衰竭、肝硬化、肾小球硬化、性腺萎缩等；急性铁负荷过重可引起严重的坏死性胃肠炎。

铁对人体有益的一面是，因为细菌中含有较多的铁，这也是过氧化氢用来消毒杀菌的原因。

十二、身体长期处于炎症状态有害健康

机体的炎症状态是把双刃剑。在炎症早期，当机体受到病毒与细菌侵袭时，会通过炎症反应来局限侵略者，并最终通过炎症反应来杀灭它们。这时氧化剂也参与进来，同样发挥着保护机体、对抗外敌（细菌与病毒）侵略的重任。

具体过程可能是这样的：当机体遭遇外敌入侵时，机体内的一种负责防御的细胞（巨噬细胞）联合细胞内新陈代谢产生的氧化剂对入侵细菌或病毒（包括寄生虫）进行辨认、吞食、杀灭，巨噬细胞消灭完细菌或病毒后会溶解破裂，释放出大量的氧化剂。如果因为各种原因，如先天性免疫缺陷［有的儿童因先天性免疫缺陷不能制造巨噬细胞内的氧化剂（缺乏一种酶）而不断受到细菌感染］或外界环境恶劣（卫生条件差）、机体免疫功能低下（使用药物或免疫缺陷病）等，导致机体长期处于免疫系统与病菌作战，使得机体产生过多的氧化剂，从而危害自身健康，导致各种严重后果。卫生条件差的国家或地区癌症发病率高就是很好的例证。吸烟、慢性支气管炎、癌症也是一个例证。

因此，长期慢性炎症不利于健康，无论是感染性炎症还是非感染性炎症，都应当努力消除或予以纠正。

十三、端粒、端粒酶与长寿

1.端粒与衰老

遗传信息是如何完成精准分裂的呢？它既要通过足够的分裂来完

成基因的使命，制造出一个个结构复杂、功能完备的有机体，如各种动物与人类；又不能无限制地分裂，像癌症细胞一样。研究发现，遗传信息与端粒和端粒酶密切相关。

数十年前科学家就发现，在染色体的末端有一段貌似没有多大作用的DNA片段（端粒）。随着研究的深入，科学家发现，其可能与衰老有关。研究显示，细胞愈老，端粒长度愈短；细胞愈年轻，端粒长度愈长。当衰老细胞中的一些端粒丢失了大部分端粒重复序列缩短至一定长度后，则衰老加速，临近死亡。进一步研究还发现，端粒的长度也是阻止细胞无限分裂的原因。当端粒缩短到一定程度后，就会启动一个专门停止细胞分裂的基因。所以一个细胞可以分裂的次数似乎是由端粒的长度决定的，这也是避免正常细胞进入无限分裂状态而导致癌症发生的防御机制。

可以说，端粒与衰老密切相关。端粒越长，寿命越长。但端粒越长，分裂次数越多，那么是否也意味着越有可能罹患疾病呢？老年人的癌症发病率高应该与其不无关系。

没有端粒酶的正常细胞分裂会使端粒变短，分裂1次，缩短一点。如果缩短到只剩一个残根时，细胞就接近衰老。细胞分裂1次，端粒的DNA会丢失30~200bp（碱基对），而鼠和人的一些细胞一般有1万bp左右。这样端粒长度与衰老及寿命的关系也就基本确定了。

2.端粒酶与癌症、寿命的关系

研究显示，端粒酶合成端粒。也就是说，端粒的长短是由端粒酶决定的。细胞内酶的多少也可预测端粒的长短。正常人体的细胞中检测不到端粒酶，一些良性病变细胞、体外培养的成纤维细胞也检测不到端粒酶活性。然而在生殖细胞睾丸、卵巢、胎盘及胎儿细胞中则此酶为阳性。令人注目的发现是，恶性肿瘤细胞具有高活性的端粒酶，端粒酶阳性的肿瘤有卵巢癌、淋巴瘤、急性白血病、乳腺癌、结肠癌、肺癌等。

端粒酶多、端粒长则老化慢，长寿；端粒长、分裂次数多则癌症发生概率大，死亡。

如何通过端粒酶来抑制癌症发生，并延长端粒长度（延长寿命），将是现代生物科技的关注热点！

十四、神奇、重要但易被忽视的肠道菌群

随着科技的进步，人类基因的密码被揭开。令人惊讶的是，人类的基因数远比之前推测的要少得多。人类作为已知物种中"最高等"的生物，控制成长、思考及行动的基因竟然只有两万多个，远低于老鼠的两万九千多个和稻米的五万多个。如此少的基因是如何控制复杂的人体的呢？研究发现，肠道菌群在其中起了重要作用。比如，人体不能合成的维生素就依靠肠道中的细菌来合成等。

人体中的细胞总数约30兆个，细菌数量甚至比细胞数量还多大约40兆。这些微生物包含了细菌、霉菌与病毒等。现代研究显示，细菌大约出现于45亿年前，几乎与地球年龄相仿，而人类直到20万年前才出现。因此，人类以及所有动植物必然会与细菌存在各种各样的关系。研究显示，门把手和地板上的细菌与居住者皮肤上的细菌相符。若离开住所1个星期，室内的细菌组合会发生改变。如果搬家，几天后身上的细菌就出现在新的住所。

由此可见，人与环境中的细菌关系是多么密切！

进一步研究显示，人出生后，身体表面和体内的细菌都在发生改变，直到成人才基本稳定。人与人之间，细菌约有20%的差异，甚至比主人与家中所豢养的宠物（如狗）所含细菌的差异还要大。

1.肠道菌群与健康

近年研究显示，肠道中的细菌与许多疾病高度相关，如炎性肠道疾病、代谢性疾病、心血管疾病、神经相关病变、免疫性疾病、癌症等，甚至精神类疾病，如忧郁、焦虑、自闭症等都与肠道菌群有关。

感染性腹泻细菌扮演了致病菌的角色。炎性肠病，如溃疡性结肠

炎、克隆恩病，研究发现，该类病变患者肠道内的菌群与健康人明显不同。如果把正常人的肠道菌群移植到患者身上，相关症状可得到明显改善。由此可见，肠道菌群与疾病、健康的关系密不可分。

研究显示，肠道菌群失调可导致诸多疾病，最主要的是肠道疾病，如肠易激综合征、克罗恩病，其他如心脏病、自闭症、阿尔茨海默症、精神分裂症、气喘、湿疹、硬化症、系统性红斑狼疮、类风湿关节炎、动脉硬化、癌症、糖尿病、肥胖症、营养不良等。因此，改善肠道平衡对预防及治疗疾病均具有积极意义。

2.糖尿病与肠道菌群

食物吸收需要通过细菌分解，因此，细菌与代谢性疾病（肥胖、糖尿病）相关似乎是情理之中的事情。研究显示，标准体重者，肠道中有较多的类杆菌，超重者以厚壁菌为主。当厚壁菌与类杆菌比例过大，或脱铁杆菌数量过多时，就可能导致肥胖。此外，标准体重者体内的菌群更具有多样性。

进一步研究发现，糖尿病患者与非糖尿病患者体内的肠道菌群也有很大差异。因此，肥胖的糖尿病患者发病不仅仅有外部因素（吃得多），还有内部因素（肠道菌群不同），并且糖尿病患者一旦肠道菌群失去多样性，就无法像正常人一样较容易恢复到原来状态。

3.贪吃与肠道菌群

研究发现，肥胖人群的肠道中含有大量的变形菌。其产生的脂多糖不仅会引起与肥胖相关胰岛素抵抗，还可刺激内源性大麻素的产生，引起进食后的欢愉感，从而诱发摄取更多的脂肪。而后者又使肠道中的变形杆菌增多，形成恶性循环。

现在终于明白为什么减肥、控制饮食是如此的困难！要想减肥，改变一下肠道菌群不失为有效的方法。

4.心衰患者为什么要少吃肉

肉类食物中含有大量的肉碱。肉碱经肠道细菌分解后，会转变为

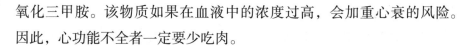

氧化三甲胺。该物质如果在血液中的浓度过高，会加重心衰的风险。因此，心功能不全者一定要少吃肉。

5. 大脑及神经系统疾病与肠道菌群

2016年科学家已经发现，肠道菌群与帕金森病有关。有些肠道菌群的代谢产物可引发神经炎症和运动功能障碍。动物实验结果显示，使用抗生素改变肠道菌群的组成与数量，可大幅缓解帕金森病动物的症状。

研究还发现，血清素作用于大脑相应感受器，可以调节食欲，增加幸福感，改善睡眠质量。然而95%的血清素是在消化道中制造的，极易受肠道菌群的影响。这就是为什么我们对肠道生理反应有强烈情绪感受的原因。因为情绪变化时，尤其是焦虑或感到压力时，机体会分泌肾上腺素和去甲肾上腺素等压力荷尔蒙。当其作用于心血管系统时，则心跳会加速，且手心出汗。如果作用于消化系统，则会改变其生理生化功能，并影响肠道菌群。因此，肠道菌群可能是大脑与消化功能的媒介。

6. 慢性炎症、免疫性疾病、慢性病、癌症与肠道菌群

近年研究显示，许多慢性病、癌症都与慢性炎症有关。特定肠道菌群释放出的内毒素及其他有害分子，经肠壁"渗漏"至血液中，促发人体的免疫反应而导致炎症，经一系列炎症介质对机体产生伤害。例如，可影响肝脏对胰岛素的反应，损害血管内皮细胞的健康，甚至影响细胞核内基因的表现（表观基因学），进而导致免疫系统疾病和常见病的发生，如糖尿病、肥胖、动脉硬化、癌症。因此，虽然肠道菌群仅占人体的2%，但却与健康和生命密切相关。

7. 饮食习惯与肠道菌群

研究发现，当饮食习惯从高脂肪、高热量的西方饮食习惯转变为低脂肪、高膳食纤维饮食后，短短的两周内就能看到肠道菌群的种类和数量会发生改变。如果饮食习惯改回去，则肠道菌群也会变回原来

状态。咖啡与茶对肠道菌群的多样化和健康有益，而含糖饮料则相反。

进一步研究显示，肠道菌群的多样性对健康有益，高膳食纤维有利于肠道菌群的多样性。

目前，肠道菌群检测对临床的参考价值有：①大肠癌预测。②动脉硬化预测。③过敏及免疫系统疾病。④肥胖症的肠道菌分析。⑤饮食的适当性分析。

十五、酵素与健康

（一）关于健康

世界卫生组织（WHO）对"健康"提出了全面而明确的定义：健康不仅是没有疾病和虚弱，而且是身体上、心理上和社会适应能力上三方面的完美状态。其对健康的界定不仅基于医学和生物学范畴，还扩大到了心理和社会学领域。因此说，一个人只有在身体和心理上保持健康状态，并具有良好的社会适应能力，才算得上真正的"健康"。

（二）关于亚健康

所谓"亚健康"是一种人体生命活力和功能的异常状态，不仅表现在生理功能或代谢功能的异常，也包含心理状态的不适应和社会适应能力的异常。其最大特点是尚无确切病变的客观指征，但却有明显的临床症状。

（三）关于酵素

酵素是一种由氨基酸组成、具有特殊生物活性的物质，存在于所有存活的动植物体内，是维持机体正常功能、消化食物以及修复组织等生命活动的必需物质。日常生活中，以新鲜水果、蔬菜、食用真菌、中草药等为原料，经过酵母菌、乳酸菌及醋酸菌等多种有益菌发酵而产生的功能性发酵产品，富含多种对人体有益的活性物质，如酚类、黄酮类、有机酸类、多糖类及酶类（脂肪酶、淀粉酶、蛋白酶、SOD等）。酵素通过修复人体细胞和组织，能从根本上提高人体对疾病的免

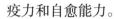

疫力和自愈能力。

1.酵素的作用

（1）酵素具有催化作用，能催化机体的生化反应，净化血液，提高组织细胞活性。

（2）在消化吸收人体必需营养素和排出体内沉积毒素的过程中起着决定性作用。

（3）参与人体新陈代谢中各种化学反应，增加各种化学反应（氧化、还原、分解、合成、转化）的速率，有"生命之泉"之称。

没有酵素，机体的生化反应就无法进行，五大营养素（碳水化合物、脂肪、蛋白质、维生素、矿物质）就会无用武之地。

2.酵素的种类

根据来源不同，酵素可分为天然食物中的酵素、身体内的消化酵素、体内的新陈代谢酵素和酵素食品四种。

（1）天然食物中的酵素：生鲜食物中都含有酵素，包括各种动物产品（牛羊肉、猪肉、海鲜等）及新鲜的蔬菜、水果等。考虑到生肉食类食品安全性，书中所提的食物酵素都以来自新鲜蔬菜、水果为主。如果新鲜食品经过煮、蒸、微波或烧烤等加工，大部分会被破坏。

人体制造酵素的能力随着年龄的增长和机体功能的老化而减退。如果我们只进食精细加工或煮熟的食品，体内就会缺乏让消化系统正常运作的酵素，从而影响机体健康。但需要注意的是，虽然食物酵素存在于新鲜蔬菜与水果中，但有些脂溶性维生素与植物营养素，如β胡萝卜素、番茄红素、维生素E等都需要烹煮，而且必须经过加油烹饪才会完全释放。

（2）身体内的消化酵素：人体内需要成百上千种酵素参与各种化学与生理反应。这些酵素都是由人体自身细胞合成的（不包括消化道），体内如果缺乏酵素，是难以从食物中的酵素补充的。消化道对于体内细胞来说属于外环境，消化器官一方面可合成各种我们所称的消化酵素，把食物中的大分子分解成小分子、微分子及单体元素，然后被消化道吸收利用；另一方面，食物中含有结构和功能与消化道的消化酶素相同的消化酶素亦参与食物的分解，增强消化功能。

消化道中参与食物消化与吸收的酶素有20种以上，并需要消耗大量的体内能量，外源性酶素也可通过加速消化过程的化学反应，借以保存身体的自身能量。

消化道中的酶素以淀粉酶、蛋白酶和脂肪酶为主。

（3）体内的新陈代谢酶素：体内除消化酶素外，还有上千种其他酶素参与物质代谢与能量转换，统称为新陈代谢酶素。

研究显示，体内酶素的制造是有一定数量的，而且随着年龄的增长、精神压力、生病、康复等因素的影响，酶素的消耗相对加快。机体中的酶素，除部分由人体自身制造补充外，大部分需要靠食物不断补充，所以其与健康及寿命息息相关。

营养素在体内转化为能量之前，需要在酶素的参与下通过氧化代谢最终产生能量。同时，代谢过程中的废物，如运动后产生的乳酸、毒素等也需要在酶素的参与下排出体外。

（4）酶素食品：酶素食品是基于亚健康的概念下开发出来的特殊食品，由酵母、益生菌、有益菌株等微生物发酵过程中二次代谢所生成的各种精微营养物质共同构成。有专家将其分为两大类，即单一酶素和复合酶素。前者如木瓜酶素、小麦草酶素等；后者由多种单一酶素集合在一起组成，具有多重性。

酶素按照作用可分为转移酶素和消化酶素。前者在人体内多达1500种，如转氨基酶素、羟基酶素，主要转移与催化细胞所需的各种养分；后者如脂肪酶素、淀粉酶素，主要参与消化吸收与毒素排泄。

在国际上，科学家将酶素分为六大类：氧化还原酶素（氧化抗自由基作用）、转移酶素、水解酶素、裂解酶素、连接酶素、异构酶素。

关于酶素的剂型，市场上有丹、膏、丸、散、液、锭剂等。

十六、环境（雾霾）与健康

由中国疾病控制中心和复旦大学科学家共同领衔的关于PM 2.5与健康的研究显示，直径≤2.5μm的细颗粒物（PM 2.5）短期暴露与居民死亡率升高相关。当日和前一日的PM 2.5平均浓度每升高0.22%，高血压、冠心病、卒中、慢阻肺等疾病的特异性死亡率也不同程度升高。进一步研究提示，PM 2.5暴露可引起人体应激激素水平显著升高，能够促进机体脂类氧化、糖类和氨基酸代谢，进而产生血压升高和炎症反应，可能是危害健康的机制之一。

十七、医学与寿命

医学进步与平均寿命相关，但疾病治疗延长寿命有限。看到这个话题或结论，我想多数人会感到不解、疑惑或质疑，在科学技术如此进步的今天，难道疾病治疗对老化与寿命的影响不大吗？

科学研究确实发现，人类死亡最主要的两大疾病是癌症和心脑血管疾病，糖尿病号称健康第三大杀手，实际上也是主要因为增加了心脑血管疾病及其他重要脏器并发症的发生率。当然，糖尿病患者的癌症发病率也在增加。研究显示，如果把癌症完全消灭了，人类的寿命不过延长两年；如果把心脏病消灭了，人类的寿命可延长3~4年。如果把这两种疾病都消灭了，人类的寿命可延长6年。由此可见，消除疾病对人类寿命的影响并非想象的那么大，而能够大幅改变人类寿命的希望在于知晓衰老的原因，找出延缓衰老的方法。

当然，并不是说预防和治疗疾病意义不大，如果不预防和积极治疗影响健康的常见病、多发病及癌症的话，那么尚未步入老年时，人体就会出现严重影响健康与寿命的疾患，这样寿命必然有限，又何谈健康长寿呢！

因此，一边养生保健，一边积极治疗已出现的各种异常状况（高血压、糖尿病、高脂血症、高尿酸血症等），防止其发展到严重影响健康及生命的严重阶段，在此基础上寻找延缓衰老、延长寿命、提高生活质量的措施方为上策！

十八、运动与健康长寿

1.运动有益健康，但延寿效果有限

规律、达到一定强度和时限的有氧运动有益健康，可增强肌肉强度和机体的协调能力，增强心肺功能，降低血压、血糖，改善众多常见病的症状，改善疾病预后，提高生活质量，预防癌症发生，改善睡眠，且有一定的延缓衰老作用。对多数人来说，只要下定决心，就能做到，无须过多的花费，也不需要严苛的环境条件，简单易行。但也有研究发现，运动有益健康，但对延长寿命效果有限。

该研究结果在20世纪由哈佛大学通过追踪1.7万名毕业生30年之久得出，哈佛大学的严谨作风与权威性我想是毋庸置疑的。其结论为，适度运动，即每个星期爬250层到450层台阶，或慢跑3~5小时，或走20~35英里的路（每天6400~11000步），可以延长寿命1~2年。这是与比这个运动量多或少的人相比得出来的。一些更加休闲的活动，如侍弄花草或打高尔夫球则没有任何效果，无论打得有多勤。

可以理解为，慢跑的总时间相当于寿命增加的时间。

为何如此，我们将进一步探讨。

2.脆弱的老年人

医疗的进步带来了新问题——寿命在延长，功能在下降。近期的一项研究显示，1998~2008年，中国80岁及以上老年人的年死亡率显著下降，日常生活活动失能在显著改善，但身体活动能力和认知功能则有所下降。

研究认为，医疗、生活方式改善及社会经济方面的发展及进步，可以改善老年人日常生活活动失能，但平均寿命延长可能会导致身体活动能力下降和认知功能受损的老年人增加，这将对卫生系统、社会

关怀和家庭带来了巨大挑战。

另外，老年人的状况又显得格外脆弱。诺贝尔奖得主、免疫学家梅达华（Peter Medawar）曾经说过："让年轻人生病的东西可能就会送了年长者的命。"

年轻人大吃大喝可能没事，但是年长者过度吃喝就会送命！因此，当到了老年阶段，更加重视我们的日常生活及起居是明智的选择。一些看似无关紧要的事情，可能会对老年朋友产生严重的伤害。比如摔倒，身体健壮的中青年人，尤其是儿童与青少年摔倒常常是家常便饭。但老年人摔倒了会导致骨折、长期卧床，甚至出现一系列并发症，发生危险。普通感冒也是如此，研究显示，约一半的老年人导致病情危急影响生命的原因是感冒诱发肺炎。

因此，如果您属于老年行列中的一员，要时刻想到自己属于脆弱群体，要顺应自然规律、环境变化与身体功能状况，遇事不逞强、不较真，多听子女和医生的建议；如果您还年轻力壮，那就关注家中老人的健康与生活状况，防患于未然，让他们尽可能以一种健康的生活状态安享晚年。

第三部分　我们应该如何做
——行动起来，健康长寿

一、万幸，细胞有自我修复功能

人或动物具有损伤自我修复功能，明显区别于机械装置。人基本不会因为较轻的伤害而死亡，如皮肤外伤甚至骨折等，伤好后人基本可恢复至之前状态。有些动物甚至自我修复功能更加强大，如壁虎尾巴掉了可长出一条新的；海星一切两半，每一半都会长出失去的那一半，结果是两个健康的海星。

在生命的前期，我们其实是在不停增进身体的每一部分功能，无论是身体的协调，还是心血管功能的强化抑或是免疫系统的反应。但为什么到了一定年龄（衰老开始），人体就开始逐渐走下坡路，变得越来越脆弱了呢？

为什么有的细胞就不是这样呢？如癌细胞，著名的希拉（Hela）细胞。1951年，有人从巴尔的摩（baltimore）一位年轻的癌症妇女莱克斯（Henrietta Lacks）身上取下了几个癌细胞，将其放在了实验室的培养皿中，结果到现在癌细胞仍在分裂生长，具备了"长生不老"的特点（至少到目前为止如此）。然而从正常组织取下的细胞，如皮肤或肺，虽然开始也会生长分裂，但到了一定时间后就停止了。

破解了其中的秘密后，我们就向战胜衰老又迈进了一步。据称，目前这项工作已经取得一定进展。

二、心态、生活方式与健康长寿

良好心态与科学生活方式是健康长寿的基石。影响健康与长寿的因素很多，有些是不可改变的，如性别、年龄、出生、基因特性等，但更多的因素是可以改变的，如体重、血压、血糖、心率、生活习惯、卫生条件、情绪状态甚至性格特点。不能改变的，我们无能为力，只能坦然接受与面对。更多的影响因素是可通过自己努力或在医生和专业人员帮助下改变的。实际上，我们把握住可以改变的这部分就足够了。因为最新研究显示，在影响健康的四个最重要方面——遗传因素、自然及社会环境、医疗条件与生活方式，所占的权重是遗传因素占15%，自然及社会环境占17%，医疗条件占8%，生活方式占60%。是的，生活方式占了绝大部分，其中心态平衡一项独占30%，位于榜首。

作为医生，一开始见到这组数据也怀疑过，医疗占健康因素的比重只有8%？生活方式竟然占到60%，有没有弄错？

仔细思考是有道理的。之所以刚开始怀疑，是看待问题的角度不同导致的。作为医生，每天接诊的都是需要治疗或需要更改治疗方案甚至抢救的患者。尤其是后者，在医疗条件好的医院进行抢救，往往成功率大，但医疗水平一般的医院进行抢救成功率就低；遇到医疗技术高的医生治疗效果就好，遇到医疗水平一般的医生治疗效果就差。人之所以患病或发生危急状态，大都是平时逐渐积累而成的，除非是意外。如糖尿病、高血压、心脏病、慢性肾病、肺源性心脏病及癌症等。如果预防得好，又何来疾病？！如果患病后控制得好，何需抢救！因此，医疗所占比较低就可以理解了。

心态平衡独占鳌头，从最近几位住院患者（2018年10月）身上就可体现出来。

患者一：女，58岁，患糖尿病十多年，未严格控制血糖，近两年基本是反复住院，且病情逐渐加重，转院过来时胰岛素（平均每天70单位左右）合并几种口服降糖药，随机血糖25.6mmol/L，且因多次脑梗死行动不便轮椅入院。住院后给予中西医结合综合治疗（过程省略）1个多月，出院时状态：血糖控制在空腹5~6mmol/L左右，餐后6~8mmol/L，能连续独立行走数百米（后来可随配偶旅游，行走多半天也没问题），胰岛素用量为每天10单位，配合两种口服降糖药物。该患者有一个显著特征就是心态平衡，遇事不急，住院1个多月从未听她抱怨过任何人与任何事，与他人说话总是笑嘻嘻的。出院时，其配偶说我们技术水平高，我说应归功于你妻子心态好。

病历二：男，61岁，患糖尿病十多年，合并严重心脏及肺部疾患，住院前每天皮下注射4次胰岛素（3次超短效+1次长效胰岛素），血糖波动幅度很大，有时低血糖到2.0mmol/L，有时高到血糖仪测不出（一般血糖仪最高值在33mmol/L左右）。随机血糖26.5mmol/L，餐后血糖测不出（高于33mmol/L，还是在注射胰岛素情况下），伴呼吸困难、喘憋、夜间不能平卧。该患者经过积极治疗后，喘憋、呼吸困难减轻，血糖也逐步好转。经过观察发现，该患者每天注射两次超短效胰岛素就可以了，不需要常规的1天注射4次，但需要饮食配合（少食多餐等）。但该患者在病情较重时还算配合，待病情逐步减轻身体状况明显恢复后就十分不配合了。预感可能会出现低血糖应该提前吃点东西，不吃；午饭吃多了，血糖明显增高，需临时打几单位胰岛素控制一下，不打；饮食习惯需要调整，不调整。遇到这样的患者，医生只有无奈的份了。

因此，心态的平衡、良好的生活方式对健康来讲是非常重要的。

（一）少吃一点，可长寿一些

20世纪初，动物实验就发现，节食的老鼠更长寿。如果老鼠减少30%~40%的食量，其寿命几乎可延长同样的比例。节食的老鼠显得更年轻，较少生病，较少患肿瘤，记忆力也减退得慢，免疫系统较健全，筋与韧带也僵硬得慢。进一步分析显示，这种抗老化效应与减少蛋白质、脂肪或碳水化合物中的任何一种没有关系，只要总热量达到预计数值，且维生素与矿物质足够即可。研究还观察到，在一定范围内限食，节食程度与抗老化效果呈线性关系。

20世纪80年代，美国科学家通过猴子的实验也观察到类似结果。

200只猴子，100只不限食随便吃；另100只吃七八分饱。10年后，前者体胖者多，脂肪肝、高血压、动脉硬化、心脏病者比例高，且50%死于心脑血管疾病。节食组猴子则身体苗条，活泼好动，成活率达88%。持续到15年时，饱食组的猴子基本都死了，节食组的猴子则存活了很多。

于是，"控制饮食可以延寿"的结论初步得出。

但进一步分析节食可以延寿的原因却发现，事情并非想象的那么简单。

究其原因认为，节食的老鼠衰老慢与自由基产生较少、葡萄糖和胰岛素水平较低、产生的氧化剂较少有一定关系。进一步研究显示，节食老鼠的细胞新陈代谢率并没有降低，就是说它们在消耗相同氧气的情况下产生了较少的氧化物质（有害于机体）。为何如此，尚不清楚。

研究还观察到，节食老鼠的某些紧张压力荷尔蒙分泌增加了。这点可以理解，如果处于饥饿状态，我们也会烦躁不安、心率加快、血压升高的。问题是，目前医学界普遍认为过多压力可导致消化功能不正常、血管硬化、生长延缓、生育能力降低、免疫功能下降。明显的例子是，A型性格的人（脾气急躁，易激动）容易罹患心脏病。

当然也有专家认为，对人类（也应包括老鼠）来说，适当的压力（或对机体的伤害）是有益的，能适度刺激机体的免疫系统，不致因过分松懈而功能下降。20世纪50年代就有科学家发现，低剂量的有毒物质，如放射线或杀虫剂会延长动物的生长期。60年代的实验也发现，适量的放射治疗、电击或暴露于寒冷环境可延长寿命。

对这种现象如何解释，其对我们的启示又是什么呢？

人毕竟与老鼠、猴子不同。首先，老鼠吃的东西与人不一样，有些东西对老鼠有害，对人无害；或者反过来，对人有害，对老鼠无害。老鼠也不会出现阿尔茨海默症那样神经元上的厚斑块，而人与猴子则会出现。况且实验室的老鼠与野鼠都有较大不同。因此，动物实验结果推及到人尚需慎重。

因此，我们无论对自身还是自然界生物的认识还是有限的、肤浅的，尚需不断探索与研究其中的奥秘。

（二）合理膳食，健康基石

有研究显示，改善饮食习惯能降低近25%的死亡风险。

2017年，美国公布了一项历时24年涵盖7万人的研究结果，前12年保持高质量健康饮食者，在后12年中死亡率明显低于低质量生活习惯者，其全因死亡率可降低9%~14%。饮食质量评分每提高20%，死亡风险可降低8%~17%。如果饮食质量持续变差，则死亡风险增加6%~12%。

1.合理膳食的内涵

有专家把合理膳食归纳为四句话："有粗有细、不甜不咸、三四五顿、七八分饱。"这有一定的科学道理，也容易理解。如果食物吃得太精，许多重要的营养素就丢失了，如维生素、微量元素及膳食纤维素多存在于谷物的皮中。饮食习惯太咸，可导致血压增高、血管硬化加重，也可加重心脏、肾脏负担。甜食多，无论是饮料还是糕点，单糖含量高，进食后吸收快，血糖在餐后迅速升高，刺激胰岛 β 细胞迅速分泌胰岛素来稳定血糖水平，长此以往，负荷过重会诱发或加重糖尿病的发生与发展。少食多餐，不过分吃饱也包含这个道理，不会使胰岛细胞负担过重，也能减轻或避免高脂血症的发生。

2.餐桌上的红、黄、绿、白、黑

医学和营养学专家都建议，食物种类多样化有益于健康。因为单一的任何食物都无法提供人体所需要的所用营养素。其中最重要的食物种类以5种颜色来代替。

红色：建议每天吃1~2个西红柿，尤其是男性，可使前列腺癌减少45%，且以熟食为佳，因为其中的番茄红素是脂溶性的。红色辣椒可刺激机体释放内啡肽，能改善情绪，减轻焦虑。

黄色蔬菜和瓜果：如胡萝卜、红薯、南瓜、玉米等，含有丰富的类胡萝卜素，在体内可转化成维生素A。研究显示，国人膳食中普遍缺乏钙、胡萝卜素和维生素A。其可导致免疫力下降，儿童易感冒发烧，患扁桃体炎及消化道感染；中年人易患癌症及动脉硬化；老年人视力模糊、眼花。红黄色的蔬菜中维生素A含量较多。

绿：绿茶及绿色蔬菜。茶叶中的化学成分多达300多种，包括生物碱、氨基酸、茶多酚、矿物质、脂多糖等。其中，最重要的生物活性物质是生物碱，主要有3种：咖啡因1%~5%，茶碱0.05%左右，可可碱0.002%左右。咖啡因的作用最强，对人的神经系统具有广泛的兴奋作用。饮茶后首先兴奋大脑皮层，小剂量（50~200mg，每杯茶约含100mg咖啡因）即可出现精神兴奋、思维活跃，从而提高对外界的感受性，消除瞌睡与疲劳，保持清醒的理智和自控力（与醉酒相反）。大剂量（200~500mg）时，可引起急躁、神经紧张、手足震颤、失眠、头痛、胃液和胃酸分泌增多及尿量增多等。

茶叶中还含有10多种水溶性及脂溶性维生素。每百克茶叶含维生素C 100~500mg，且绿茶含量较红茶高。与咖啡对比研究显示，喝茶者，T细胞（一种可增加机体抵抗力的细胞）分泌的抗病物质增多，抗病菌及病毒能力增强，喝咖啡者则没有变化。由此认为，茶叶中所含的L-茶碱酸可提高人体免疫细胞的功能。茶叶中所含的茶多酚类化合物可促进脂类化合物从便中排出，降低胆固醇，有助于减肥和防治动脉粥样硬化。而咖啡有促进动脉粥样硬化的说法。另外，茶叶中还含有氨基酸及40多种矿物质，如锌，对青少年体格、智力发育及成人的性腺功能均具有重要作用。

白：指燕麦粉及片。燕麦中含有丰富的膳食纤维，被誉为第七大营养素，具有降低血脂、控制体重与血糖、通便等作用。与牛奶配合，降脂补钙，一举两得。

黑：黑木耳。被誉为植物中的阿司匹林，可降低血黏度，防止心脑血管疾病发生。每天5~10g，每日1次。

3.争议：少吃主食多吃肉

2017年8月，著名的《柳叶刀》杂志公布了PURE研究结果。该项纳入了全球18个国家的35~70岁的受访者，对13.5万人平均随访7.4年的膳食调查数据显示，脂肪和饱和脂肪酸摄入较多安全，全因死亡和卒中风险下降；碳水化合物摄入较多，全因死亡风险增加28%。"少吃主食多吃肉"挑战了目前健康饮食的定义。

确实如此吗？尚需进一步探讨。

4.特定饮食，改善机体健康

（1）科学食疗的新内涵：如何更新并塑造更健康的肠道菌群，成为疾病辅助治疗的新趋势。这有赖于未来整合食品科学、代谢组学及相关肠道菌群的微生物学，转化为有益健康的"科学食疗"。

（2）通过改变肠道菌群促进健康：实际上，肠道菌群只有在肠道内才能发挥独特作用。如果能利用基因工程技术改善肠道菌群功能，制造更多的维生素或其他有益于机体的营养成分，减少有毒代谢物的产生，甚至直接排除体内有毒化合物，清除体内或代谢药物或改善对药物治疗反应等，对维持机体健康的意义重大。

或者通过改造家禽的肠道菌群，让它们制造更多的维生素或其他有益健康的营养素，间接促进我们的健康。并且基因改造的肠道菌群，绝大部分存在于动物的肠道内，不用太担心摄取到基因改造的肠道菌群（避免转基因食品的可能危害）。

（三）动静结合，养生之道

1.静以养心：禅修、静坐与健康养生

禅修、静坐作为流传千载的调养身心方法，无论儒家、道家还是佛家都十分重视。道家求坐化升仙，佛家求禅修入定。儒家的代表性人物朱熹要求学者"半日读书，半日静坐"，可见静坐的功效有多大。尤其现代职场中人，许多人因为生活、工作所迫，紧张、焦虑、忧愁、烦闷、失眠、困惑等不良情绪伴随左右，既损害了自己的身心健康，

也极大地降低了生活质量与工作效率。如果说，有一种相对简单又有效的方法能够同时解决这些问题，那就非静坐莫属了。

长期的研究与实践也证明，静坐可使紧张的情绪放松；使人体气血通畅，抵抗力增强，心胸开阔，心平气和；使自我觉察力大幅提升，从而更加自信；可开启智慧源泉，增进思考力、判断力、意志力与创造力，产生安宁、平和、喜悦与幸福的感觉。

西医学研究证实，人在静坐的时候会分泌出一些有益的激素、酶和乙酰胆碱，能把血流量和神经细胞的兴奋调节到最佳状态。脑电图检查显示，当人处于静坐及放松状态时，脑电波多为 α 波，震荡频率范围是8~14 Hz。此时人的身心能量消耗最少，相对而言，脑部所获得的能量较大，大脑清醒而放松，直觉敏锐，富有灵感，更容易感受快乐，并激发出潜在的聪明智慧，所谓"定能生慧"，对需要创造性思维活动的人来说尤为重要。

2.静坐不同于睡眠

研究显示，人在睡眠时，一切组织器官的功能处于疲弱甚至停顿状态，心跳减少20%左右，呼吸虽较清醒时深长，但肺部吸入量较清醒时少，胃肠消化能力也降低，体温、血压降低，脑中枢系统效率减慢。

静坐与睡眠时的状态不同。静坐时呼吸深长，肺吸入量明显增加，体温上升，胃肠蠕动增强，消化与呼吸能力提高，静坐后大小便较前通畅。研究者认为，1小时静坐的功效相当于4小时的睡眠，更有利于深度休息。

3.静坐的时间

静坐尽量在固定的时间进行，破晓、中午、傍晚都是较好的选择。以破晓为佳，被称为"神圣的时刻"。也可早晨、晚上就寝前各1次。

4.静坐的环境

静坐地点应该清净、安静、和谐、祥和，空间大小适中，不宜过大空旷，要避风，注意保暖，温度适中。

静坐通过调身、调息、调心（神）以达到修身养性的目的，三者密不可分。

5.静坐的姿势

静坐的姿势以盘腿坐式最佳，其不仅能缩短血液回流时间，心也容易入定。双腿下垂式则难以入定。古人云：四肢缩心必宁，四肢舒心必散。道行高深者，行、走、坐、卧都可练功，这是后话。

盘腿坐式又可分为双盘、单盘和散盘三种。

（1）双盘：佛家称全跏趺。先盘左腿，令左脚趾置右腿上，再将右腿置左腿上，两膝贴着坐垫。身体朝向正前方，稍缩下颚，使鼻与脐相对，垂肩，涵胸，拔背，尾闾中正，呈不曲不耸的姿势。随后，两手交叠，以左手掌置于右手掌上，两拇指微微相接，置于右脚上。两唇合拢，舌抵上颚，两眼轻闭，以遮断外在光线，随着杂念减少后过渡到眼观鼻、鼻观心。

（2）单盘：佛家又称半跏趺，基本同全跏趺，但盘左腿，右腿内缩，右脚跟贴紧会阴穴（前后二阴之间）。

（3）散盘：适用于关节僵硬活动度差的人或老年人，可自由盘坐，甚至坐在凳子上，双脚垂下。

静坐的姿势最重要的是立身端正，身手四肢切勿摇动或重心不稳，四肢及脊柱勿过紧或过松。

6.调息之法

调息之法即调整呼吸。一般来说，呼吸愈数愈大，心的安定性就越低；呼吸愈迟愈小，心的安定性就越高。因此，调和呼吸能使人达到禅定的状态——定心，就是非常重要的事了。

呼吸相状可分为风相、喘相、气相和息相4种。

（1）风相：呼吸粗大，自己及旁人都可听到。

（2）喘相：无声，但呼吸结滞不通畅。

（3）气相：虽无声不结滞，但气息粗而不细。

这三种都为不调相。如果坐时觉得身体滞碍胀满、气闷，可能是调息方法有误，或坐姿不正确，或情绪不稳，应予调整。

（4）息相：无声，不气粗不结滞，气息出入绵绵、若存若亡，此时神态安定祥和，情绪愉悦轻松。息相是静坐时需要达到的状态。

7.调心（神）之法

影响调心（神）效果的状态有如下几种。

（1）心浮：平时欲望太多又很少克制和收敛，静坐时容易杂念丛生、飘忽不定，无法进入专一状态。

（2）心沉：体劳与房劳过度。身体过分疲惫或心神昏沉都会影响心静。

（3）宽相：贪睡和生活不规律，四体不勤，行为懒散，静坐时肢体松弛，精神萎靡。

（4）急相：存有怨恨之心之人，佛家称为嗔心。嗔心过重，静坐时就会产生怨恨，导致气急筋缩。

（5）浮中急相：平时心神不宁，处事急躁或容易担惊受怕，静坐时也易受惊吓，易出现呼吸不畅、坐立不安。

（6）沉中宽相：平时过劳及用脑过度，身心不调和，静坐时心神昏沉，头好低垂，松松垮垮，甚至流口水。

8.静坐前暖身动作

暖身动作以运动和按摩为主，有助于筋骨松软，经脉畅通，身体舒适，所谓气和而后心平。先暖身再静坐往往事半功倍。

第一步：干沐浴

（1）浴手：两手合掌，搓热双手，用左手紧握右手背，用力摩擦一下；然后用右手紧握左手背，用力摩擦一下。共十几次。

手是手三阳经与三阴经交汇之处，干浴从此开始。

（2）浴臂：右手用力沿左臂内侧由上向下擦，然后沿手臂外侧由下向上擦到肩膀。如此往复十几次为佳。然后左手如法擦右臂十几次。

臂部是经络脉络的要道，浴臂往往效果更佳。

（3）浴头：浴头分为几部分。

1）开天目：大拇指指腹按于印堂穴皮肤，以前臂带动手指，自下而上，做双手交替、有节律的抹法。双手共20次，力量宜轻柔，以前额皮肤不发红为度。

2）推前额：双手大拇指指腹按于前额正中皮肤，以指根带动指尖，分别向左右两旁做抹法，至眉梢处再推回前额中央。注意力度不宜过大。

3）点按攒竹穴、鱼腰穴及太阳穴：双手拇指指端持续用力点按攒竹穴、鱼腰穴、太阳穴，持续数秒至半分钟。头痛、头晕可适当加力；如失眠则不宜用力，以轻柔为主。

攒竹穴位于眉毛内侧，眶上切迹处。

鱼腰穴位于瞳孔直上，眉毛中。

太阳穴位于眉梢与眼外眦之间向后约一横指凹陷处。

4）点按四白穴及迎香穴：双手拇指指端持续用力，点按四白穴、迎香穴。如眼痛眼涩可重按四白穴，如鼻塞流涕可重按迎香穴。

四白穴位于瞳孔直下，眶下孔凹陷处。

迎香穴位于鼻翼旁开1厘米皱纹中。

5）疏通经络：双手大拇指指端沿头部经络线依次点按。自头发发际前正中开始到发际后正中，为正中线；正中线旁开一横指为第二线；自额角处开始，平行于正中线至发际后沿，为第三线；自太阳穴开始绕耳郭到发际后沿，为第四线。如遇痛点可适当做局部的反复弹拨，轻重以可耐受为度。

6）梳头栉发：双手十指弯曲，从前至后做梳头动作。重复操作5~10次。经常操作有助于缓解各种头部不适。

头为一身之主宰，诸阳所汇，百脉所通。浴头可促进诸阳上升，百脉调和，气血不衰；可使人面色红润，少生皱纹，防止脑梗死及脱发。

（4）浴眼：两手轻握拳，将大拇指包在其余四指内，用食指桡侧端分擦两上眼皮各十几次。然后两拇指分按两侧太阳穴，旋转揉动十几次，再向相反方向揉动十几次。最后，右手拇指和食指捏住两眉间部位，揪十几次。与此同时，左手从后发际向上捋到顶部十几次。换手重复同上动作。

浴眼可使眼部气血畅通，保持眼部肌肉丰满，预防眼睑下垂，对预防近视、远视有一定作用。太阳穴附近毛细血管多，揉此处可抗风寒侵袭，有助于治疗头痛、头晕。揪两眼中部，可使眼内虚火外泄，有助于防止眼疾。

（5）浴鼻：两手拇指微曲，其余四指轻握拳，用拇指背沿鼻梁两侧上下往复用力擦10次（上擦到眼下部，下擦到鼻孔侧）。冬天，天气骤冷时可增至30次。浴鼻可预防伤风、感冒、咳嗽。

（6）浴胸：首先右手掌按在右胸上部，手指用力向下推到左大腿根深处。然后左手掌从左乳房上部，手指向下用力推到右大腿深处。如此左右手交叉进行十几次（一左一右为1次）。

（7）浴腿：双手先紧抱住左腿大腿根，用力向下擦到脚踝，然后回擦到大腿根，如此反复十几次（一上一下为1次）。右腿同。

腿是足三阳经和足三阴经的经络要道，浴腿可防腿疾，增强行动能力。

（8）浴膝：双手掌心紧按住两膝，先一起向外旋转十几次，后一起向内旋转十几次。

膝关节是人体最复杂的一个关节，血管分布较少，最恶湿惧寒，也易劳损。浴膝可提高膝部温度，驱逐风寒，灵活筋骨，防治关节病。

第二步：鸣天鼓

双手掌心轻按两耳孔，两手中间三指轻击后头枕骨（小脑部）十几次，然后手指紧按头后枕骨不动，两手骤然抬离，连续十几次，最后中指或食指插入耳孔内转动3次，再突然拔出为1次，连续3~5次。

后枕骨内是十二经络的诸阳经汇聚之所，也是小脑所在之处，轻击可清醒头脑，增强记忆，特别是早起、晚睡、疲劳之后效果更佳。两耳内的前庭神经直通大脑，通过开闭双耳、震荡鼓膜，可加强听觉功能，预防耳疾。

第三步：旋眼睛

端坐凝神，头正腰直，两眼向左旋转5~6次，然后往前凝视片刻；之后再向右旋转5~6次，再向前凝视片刻。早晚两次，可防治眼病。

第四步：叩齿

心静神凝，口轻闭，上下牙齿轻叩30余次。

牙齿是骨的末梢，不仅与筋骨直接相连，而且与胃、肠、脾、肝等也有密切关系，常叩齿可补肾壮骨，补益脏腑。

西医学也认为，叩齿可增强牙齿的自洁作用，强壮牙齿，兴奋牙体和牙周组织的神经、血管和细胞，促进牙体和牙周组织的血液循环，增加营养供应，减少龋齿等牙病的发生。

第五步：鼓漱

闭口咬牙，口如含物，用两腮和舌做漱口动作，共30余次。漱口时口内多生津液，津液满口后分3次慢慢下咽。久练津液自增。

此法有解毒、增强免疫、助消化功效，古人造字时取"舌上口水"为"活"字，含义深妙。

第六步：搓腰眼

双手对搓发热后，紧按腰眼，用力向下搓到尾闾部分，然后再搓回两臂后屈尽处，连续30次。

腰眼位于带脉之中，也是肾脏所在之处，喜暖恶寒。该法可防治肾气不足所引起的腰酸腰痛、尿频、遗尿、尿失禁等，也可防治肾虚阳痿、早泄、遗精及腰肌劳损等。无病者则有保健养生的功效。

第七步：揉腹

一般在入睡前和起床前进行，排空小便，取仰卧位，双膝屈曲，全身放松，左手按在腹部，手心对着肚脐，右手叠放在左手上。先顺时针绕脐揉50次，再逆时针揉50次。力度适中，呼吸自然。可通上下，分理阴阳，去旧生新，充实五脏，驱外感之诸邪，清内生之百病。

西医学认为，经常揉腹可增加腹肌与肠平滑肌的血流量，增加胃肠肌肉的张力和淋巴系统功能，能增强胃肠功能，促进肠蠕动，防治便秘。还可促进脂肪消耗，减轻腹部脂肪堆积。睡前按摩，可防止失眠。揉腹还具有平息肝火、疏通血脉的作用。

第八步：搓脚心

双手对搓发热后，搓两脚心，各80次。脚心的涌泉穴属足少阴肾经，起于脚心，止于胸上部，是浊气下降的地方，搓涌泉穴可导引肾脏虚火及上身浊气下降，并疏肝明目。热水泡脚后进行，效果尤佳。

预热后收一下心神，喝一杯温开水，开始静坐。

9.静坐的正确姿态——七支坐

关于禅坐的姿势，少林寺有歌诀云：

盘腿竖脊结手印，平胸头正收下颚。

舌抵上颚敛双目，名曰毗卢七支坐。

七支坐即静坐的7个要点：双足跏趺坐、竖直脊背、手结禅定手印、平放肩胸、头正收下颚、舌抵上颚、收敛双目（微张）。支者可以理解为支撑点或重点。

第一支：双足跏趺坐

盘脚是打坐的基础，有三个姿势——单盘、双盘、散盘。

单盘的两种形式：

如意坐：左脚在下，右脚置于左大腿上，再将左脚置右大腿上。

金刚坐：右脚在下，左脚置于右大腿上，再将右脚置于左大腿上。

二者的选用：左腿长的人宜选用金刚坐，右腿长的人宜选用如意坐。这两个姿势练久了，即使时间很长脚也不会痛。可以开始练习双盘，也就是标准的跏趺坐。

跏趺坐的特点是交叉腿与两膝平贴于席上，底盘广大而坚实，四平八稳，安然而坐能使人产生一种不可捉摸的根植于大地的感觉，心境更容易平静，有助于进入禅修状态。

跏趺坐一般是如意坐再把外面的右脚抬上来，脚尽量往内摆，尽量紧密不留空隙。盘坐后两膝盖的宽度以不超过双肩为标准。

注意初练时脚会很痛，要坚持，平时看电视、看书时都可以练。

如果无法双盘，可改为单盘的半跏坐，即散盘，只要将一只脚置于另一边的大腿上即可。左脚在右小腿下或右脚在左小腿下均可。

无法双盘也无法单盘的人，开始可采取更简单的自然盘，然后再循序渐进。

第二支：背脊竖直

腿盘好后挺起腰杆（勿挺胸部），头顶天垂直，下颚内收，颌压喉结。

背脊竖直的方法是将两肩一字平开，使每个脊椎骨自然挺直，松紧合度，不硬性强直。上身挺直，腰脊骨也会挺起来，侧面看是S型。脊骨上达头部，下至尾闾，支撑全身骨骼、神经系统和主要脏器的骨干。脊骨直则精神旺盛，气血通畅，且对集中心力、减少妄念、加速得定帮助很大。

下颚内收有助于脊骨竖直，有利于压伏静坐中产生的妄念，令上行之气摄于中脉。

注意：背脊竖直不意味着故意加力使背脊硬性强直，而是处于自然放松的状态。

第三支：手结禅定手印

两手圈结，右手在下，左手在上，两拇指轻轻相接呈圆圈形，平置于丹田下部的腿上。

禅定手印即三昧印，意指手印一结，外在的干扰都不会对你产生影响（庙中的佛像皆如此）。

要点：两拇指指尖微微接触，后略向掌心内收，两指笔直，自觉有一股内劲自然发出，从而在心里产生一种平衡与宁静的感觉，且能令气摄入中脉。两手臂呈圆圈状，增加左右动力交流，使左右气场得到循环。

第四支：放松两肩

两肩肌肉放松，处于无肩无臂的状态。之后头顶上领，脊柱上拔伸直，两肩膀向后张开，胸部自然挺出。然后从上向下顺势放松，上半身处于自然伸直状态。

肩胛是下气上行必经之路，如果静坐时弯腰缩肩，真气就不能顺利上行，就会出现瞌睡的情况。肩胛旁为膀胱经，对静坐也很重要。气上行后会到喉和头部，如果肩胛僵硬，久坐会感到腰部酸痛，不利于修习。

第五支：舌尖微抵上颚

舌尖抵住门牙上龈的唾腺处，不可用力，如有口水则慢慢咽下。

要点：双唇闭拢，牙齿紧咬，舌尖自然微抵上牙龈。关于口腔"津液"，古代养生家认为，"津即咽下，在心化血，在肝明目，在脾养神，在肺助气，在肾生精，自然百骸条畅，诸病不生"。现代研究也显示，口腔中的唾液淀粉酶对慢性消化系统疾病患者尤其有益。

第六支：闭口呼吸

要点：无论何时，只用鼻息。

第七支：眼微张，直视前方

眼睛微张，闭八分开二分，视线投于身前1米左右的地方（禅修者常说的"垂帘"）。不为看清什么。

要点：睁大眼睛，心易散乱；闭起眼睛，则易昏沉。

眼睛微张的益处，因为很用心，心意会守在眼睛处，气易走到眼球，容易开发视觉潜能。

所谓"息"，可简单理解为静坐者的呼吸处于缓慢深长且细微的状态。

所谓"气"，其遍布全身，无处不到，是维持生命活动的重要物质，具有营养脏腑、濡润腠理、温煦组织、化生精血、推动气血津液运行等作用。《灵枢·脉度》说："其流溢之气，内溉脏腑，外濡腠理。"《灵枢·营卫生会》也说："人受气于谷，谷入于胃，以传于肺，五脏六腑，皆以受气。"《难经·八难》说："气者，人之根本也。"《景岳全书·杂证谟·诸气》云："人之有生，全赖此气。"

静坐时"息"与"气"的关系可理解为：机体在"息"的状态下，濡养脏腑（胃、肺），制造能量，再由能量产生赋活生理功能的力量，即为"气"。

当静坐者感受到由"气"所产生的作用时，称为"觉受"。有"觉受"经验的人会感觉到坐禅是"人生的一大幸福和恩惠"（静坐者语）。

所谓动静结合、养生之道，需要在实践中体察。

10.运动有助于抑制中年疾病

运动有益于健康，但一定要因人、因时、因地而异。我们都有这样的经验，从事竞技体育的人，在生命的某个阶段（主要是年轻时）身体状态达到最高峰（将人体的体能发挥至极限），但在以后的岁月里则出现的健康问题会比较多。因此，竞技体育与养生保健不属于同一范畴。我们也有这样的经验，一个身体状况欠佳的中老年人，如果短时间内突然加大运动量就容易伤害身体或导致危险。这样的例子在运动场或体育比赛中（如马拉松运动）屡见不鲜。

研究也显示，强迫运动不仅会缩短寿命，而且也起不到任何效果，哪怕是延长一点点寿命。有益于健康的做法应该是：较大活动量的运动越早开始越有利；相应的越晚越不利。自觉运动，有助于调整肌肉和心血管系统功能，对减少及延缓中年常见病、多发病有益。但动物实验显示，对于一群动物（老鼠）来说，自觉运动并没有延缓种群中年龄最长的老鼠的寿命。也就是说，运动可以抑制中年时期的常见疾病，但对晚年的疾病则没有效果。这也是为何有"运动可以延长生命，但却不能延缓老化"说法的原因。

11.六秒高强度运动有益健康

英格兰研究人员称，短短六秒钟的高强度锻炼或许对老年人的健康有益。

短时间全力以赴的运动能够降低血压约9%，长期坚持这种运动形式能够提升整体健康水平。运动后，肌肉获氧能力得到提高，并能感到日常活动比以前轻松了。短时间的高强度运动有助于预防和减少疾病给老年人造成的"重大"损失。

短时间的高强度运动不仅有传统运动形式所能带来的益处，且耗时更短，因而受到广泛关注。

与半小时舒适地慢跑或是在自行车上蹬上几英里不同，短时间的高强度运动能在短时间内将体能推至极限。

可以每周试验两次。全力运动6秒钟后，心率会恢复平稳，之后再重复，直至运动结束时增至1分钟。

对于全职工作的人来说，定时锻炼并不容易。短时间高强度运动是简便且合适的运动方式。最简单的运动如快速爬坡，坡度越陡，难度越大，要竭尽全力爬6秒钟。

关于其安全性，运动后对血压及心率的提高或可引发心脏病及中风等仍存在争议。具体操作需根据自己的身体状况量力而行。

12.黄帝与养生之道

《庄子》外篇记录了这样一件事：皇帝在位19年，统一天下后，到现今甘肃的崆峒山问道于广成子。开始黄帝问了两个为官、为政的问题："吾欲取天下之精，以佐五谷，以养民人。吾又欲官阴阳以遂群生，为之奈何？"广成子曰："而所欲问者，物之质也；而所欲官者，物之残也。又奚足以语至道！"

结果是黄帝被广成子骂了出来。后来，黄帝思考了三个多月，再次去拜访广成子，问道："治身奈何而可以长久"（这个肉体生命如何可以活的长久）？

广成子蹶然而起,曰:"善哉问乎!"(这个问题问得好)

答道:"至道之精,窈窈冥冥;至道之极,昏昏默默。无视无听,抱神以静,形将自正。必静必清,无劳女(汝)形,无摇女(汝)精,乃可以长生。"

后来,据说黄帝活了一百多岁,应该得益于此。

13. 中医诊疗中的"静"与健康

有一次我到北京一家中医院开会,会间该院医生谈到本院近期一位80多岁的老大夫去世,认为走得早了,因为还有4位高龄的老中医在世,一位96岁了还上班呢。

有资料显示,中医大夫的平均寿命比国人的平均寿命长11年,而西医大夫只长3年。说明养生之道,中医优于西医。

究其原因很多(以后专篇论述),作为一名西医大夫,我对中西医诊疗的区别有一点感触:接诊患者时,西医大夫问诊、查体、开各种检验单、得出结论、向患者解释及交代治疗方法、注意事项等等,忙个不停;中医大夫诊疗的一个重要步骤是"切脉"。"切脉"要求大夫先要自己静下心来,如此才能准确感知患者的脉象特点(李时珍在《濒湖脉学》中讲,脉象共27种之多)。在烦扰不断的日常生活与工作中,经常"静"下心来,我想这是中医大夫身体健康的重要原因之一吧。

(四)良好的心态是健康的最大保障

2018年12月21日我接诊了一位糖尿病血糖控制不佳的患者,了解病史后发现,这个患者非常不简单。该患者时年60岁,12年前,因胰腺癌在北京一家三甲医院做了胰腺大部、胃2/3、胆囊全切除术。术前细胞学检查确诊为癌症,术后病理切片再次得以证实,且进行了数次化疗。术后两三年他发现自己血糖升高,自认为癌症都得了,糖尿病算不了什么,所以没有进行规范治疗,血糖始终控制不佳。患者术前每天喝1斤左右白酒,手术后的第一顿饭是一份足量的北京特色——卤煮火烧（着实把医生吓了一跳）。目前每天白酒七八两，而且很忙，每天有许多事情要做（在家照顾病人、接送孙子）。血糖高需要化验检查、评估或住院调理，他说没时间，往往是开点儿药后匆忙离开。该患者的口头禅是："很多人得癌症后把自己吓死了。我不怕，该怎么着就怎么着，该干啥就干啥。"

一般来说，胰腺癌患者活过半年的都少见。该患者在身体状况欠佳、生活习惯不好的情况下竟活了十几年。我想：一方面归于手术及时及彻底；另一方面与患者"不怕"的良好心态密切相关吧！

（五）古人的养生智慧——筋长一寸，寿增十年

现代动物实验发现，寿命长的动物（如老鼠）其筋老化得比较慢。筋几乎全由骨胶质组成（人体中最普遍的一种蛋白质），它为人体骨骼等提供支持，是牙齿、骨骼、软骨、血管、筋、韧带和皮肤的主要成分。

骨胶质与身体的大部分细胞分子不一样，寿命很长。就是说，人体中的大部分细胞不像人的寿命一样长，它们在不停地新陈代谢（分子组成在变化）。虽然人出生后不会生出新的大脑细胞，但大脑细胞的主要成分，如蛋白质和脂肪是在不停地替换着的。在骨胶质和一些其他类似的细胞中，细胞分子的交替现象几乎是不存在的，成熟的骨胶质一旦形成就不再起化学作用，而变成非活性物质，或者其分子和原子替换得非常缓慢，可以说分子自己在老化。

正常年轻的骨胶质强壮、有弹性，老化后会变硬，缺乏弹性。尤其是关节，因为是靠韧带（骨胶质）捆绑在一起的，故成为老年后关节功能下降的主要原因。

骨胶质纤维逐渐失去弹性的根本原因是各种化学物质在骨纤维堆积的结果，导致韧带弹性越来越差，关节越来越僵硬。如果硬化发生在血管壁，就会导致心脏和血管功能降低，以及各种心脑血管疾病的发生。研究还发现，寿命长的动物，它的筋纤维比寿命短的动物老化要慢。通过实验的方法把动物的老化调慢时，则发现筋的老化也变慢了。所以，筋老化的程度就成为动物老化速度的指针。

因此，日常生活中经常做一些抻筋的动作，使自己的"筋"富有弹性而不僵硬，则有助于健康。作为中华文化瑰宝之一的中医运动养生，是中华民族经过几千年的生产生活实践及与疾病做斗争中逐步形成的一门科学。其讲求"熊经鸟伸、吐故纳新"，追求"天人合一"，情景交融，形神兼养，寓大道于至简，以达到扶正祛邪、培元固本、保精养神、阴阳平衡、协调五脏、疏通经络的功效。其对亚健康和多种功能性身心疾病，如颈椎病、肩周炎、腰腿痛、头痛、失眠、高血压、糖尿病、神经官能症等均具有良好的康复与保健作用。其中，易筋经与八段锦是其代表。

（六）体型适中，健康标志

有时候直观感觉及判断是正确或有道理的。"一位极度消瘦（BMI<15kg/m^2）的厌食症患者是健康的"，很少有人会这样认为。同理，一位大腹便便、体重明显超标的人也难以与"健康"二字联系起来，无论其实际指标如何。那么体态适中与"健康"就具有了相关性。

实际上，关于胖瘦与健康的关系，最有发言权的应该是保险公司（因为他们既关注客户的健康，更关注客户的寿命）。据相关资料显示，过瘦或过胖死亡率均较高。

1995年美国一项涉及10万名护士的健康与胖瘦关系的研究显示，开始的结论为瘦人比任何特定年龄的死亡率都低。但进一步发现显示，同样身高的人，在体重指数（BMI）上线和下线（BMI 19~26.9）的死亡率差异在统计学上看不出来。死亡率只有在肥胖症的标准下才有显著差别。

（七）生活规律，健康基础

古人讲求日出而作，日落而息，春种秋收，夏长冬藏。无论是人还是自然界的万物都要符合自然规律，顺势而为，逆之则会产生各种各样的问题。人的健康也是如此。

从西医学的角度讲，规律生活也有其必要性，因为机体的内在变化是有规律的（所谓"生物钟"）。清代养生家尤乘把中医养生称为"十二时辰无病法"。

中医学认为，人体内的经气就像潮水一样，随着时间在各个经脉间起伏流注，就如同不同时间段有不同的经脉在"值班"一样。如果人的生活能够顺应这种变化就能达到良好的养生效果，逆之则问题会出现。

卯时（早晨5~7时），大肠经当令。要早起不贪睡。该时间段要养成排便的习惯，首先排出一夜的宿便，然后适当活动肢体、叩齿、摩面、鸣天鼓等。

辰时（上午7~9时），胃经当令。活动后喝一杯温开水，用木梳梳发百遍，洗漱。早餐应该清淡、吃饱。饭后可以百步走，但不宜进行高强度锻炼。

巳时（上午9~11时），脾经当令。开窗通风，可从事脑力活动，但要注意劳逸结合，让眼睛得到定时休息。

午时（上午11时~午后1时），心经当令。午餐时间，营养要丰富，荤素搭配，喝点汤，菜要少盐。饭后宜睡半小时，不宜过多。

未时（午后1~3时），小肠经当令。午睡后可做少量和缓运动，喝一杯茶。

申时（午后3~5时），膀胱经当令。这是最好的学习时间，记忆力和判断力都很活跃，该时间段要注意多饮水。

酉时（午后5~7时），肾经当令。这是肾虚者补肾的最好时机，晚饭宜少吃、清淡，可喝点粥。

戌时（晚7~9时），心包经当令。准备睡觉，睡前要静心养气，用冷水洗脸、温水刷牙、热水泡脚。

亥时（晚9~11时），三焦经当令。"亥"字在古文中是生命重新孕育的意思，要想让身体有一个好的起点，就要从拥有好的睡眠开始。

尽量在晚上11点半前进入睡眠状态，且右侧卧位宜。

子时（晚11~凌晨1时），胆经当令。这段时间是中医养生中特别强调的"子觉"时间。《黄帝内经》强调，"凡十一脏取决于胆"，讲的就是人体内的11个脏器都依赖胆经的支持。要有充足、优质的睡眠，以保证胆经获得充足的能量，对健康至关重要。

丑时（凌晨1~3时），肝经当令。静心养气是最好的保肝方法，有些"熬夜族"午夜后还在喝酒夜宵，对肝脏会造成极大伤害。

寅时（凌晨3~5时），肺经当令。寅时是人体阳气的开始，也是人体气血从静变为动的开始，此时宜深度睡眠，最怕有人打扰。

（八）好睡眠，健康不可或缺

睡眠是健康的晴雨表，是幸福指数的重要指标，是生命的第五体征。睡眠障碍不仅严重影响生活质量、工作效率还会影响生命健康，目前已经成为综合医院神经科门诊仅次于脑血管疾病的第二位疾病，且长期失眠是疾病的早期警告，全球约20%的人存在各种类型的睡眠障碍。

1.睡眠不足，感冒概率大增

睡眠不足的人易患感冒，是睡眠充足的人的四倍。这一结论是美国《睡眠》月刊对164名志愿者的研究得出的。

研究显示，睡眠时间少于6小时者患感冒的概率是睡眠时间超过7小时者的4.2倍。睡眠时间少于5小时者，生病的概率是4.8倍。

研究还预测，睡眠不足对实验对象患感冒概率的重要性超过其他任何因素（压力、性情、饮酒和吸烟）。

此前的研究也认为，慢性疾病、早逝、易患病、车祸、工业灾难和医疗过失等都与睡眠不足相关。

2.睡眠障碍的危害

睡眠参与社会行为、情感记忆等多种认知功能的调节和巩固，睡眠紊乱与精神疾病、代谢疾病、肾脏疾病、癌症等密切相关，也可增加痴呆风险。有研究显示，男性参加轮班制工作超过20年，或经常昼夜轮班但白天不休息或每晚平均睡眠时间超过10小时均可增加癌症的发生风险。

现代研究发现，发作性睡病患者出现睡眠行为紊乱可能与下丘脑分泌素缺乏有关。

睡眠障碍既可能是身体疾患的表现，如有些疾病的发作或加重可导致睡眠障碍，如伴有喘憋、呼吸困难等。尤其卧位时加重，应考虑心脏病（心衰）或肺部疾病（哮喘合并感染等）所致，及时到医院进行专科治疗。如果是因为精神、心理或生活习惯等所致，要进行相应调整。其中，中医辨证得当有良效，必要时可采取对症处理，如艾司唑仑或左匹克隆等睡前服，副作用不大。

生活方式方面也要注意，如白天不睡或少睡，适当运动，上午喝茶但晚上不喝，睡前用热水泡脚，养成按时睡觉的习惯（晚上10点开始睡觉，不能太晚，否则越晚越睡不着），睡前可看书但不要看手机、电脑等（手机、电脑屏幕会释放蓝光，可诱导大脑产生错觉，以为是白天）。

（九）家庭幸福，健康源泉

家庭幸福是健康的基础。一个家庭成天吵吵嚷嚷，如果还要健康长寿，恐怕会困难重重。宋庆龄曾引用阿拉伯谚语说："教育好一个男人只是教育好一个人，教育好一个女人就是教育好一个家庭。"古语说"妻贤夫安宁，家和万事兴"，也是同样的意思。

幸福的家庭有相似的原因，不幸的家庭则原因各不相同，就如同人的健康一样。疾病可以预防也可以治疗，家庭幸福也如此。

（十）戒烟限酒，健康保证

我国有烟民3.16亿，吸烟率达27.7%，二手烟民达7.4亿，2010~2015年吸烟人数增加至1500万，平均每天吸烟22支，较1980年增加50%。这些烟民将产生大量呼吸系统慢病及其他疾病患者。

1.吸烟与肺癌、慢阻肺、心脑血管疾病密切相关

吸烟造成我国23%~25%的癌症死亡，也是肺癌死亡的首要危险

因素。烟草中含有的苯并芘（BaP）是导致肺癌的最主要原因，BaP在体内分解为苯并芘二醇环氧化物（BPDE），与DNA结合，导致后者受损.当受影响基因无法成为肿瘤抑制基因时就会导致癌症的发生（低剂量螺旋CT扫描可发现更多的Ⅰ期肺癌患者，从而提高生存率）。

吸烟是慢阻肺的主要危险因素，主要通过引起体内谷氨酸半胱氨酸合成酶催化亚单位甲基化水平升高，与慢阻肺的发生与发展相关。戒烟最能影响慢阻肺的自然病程，是干预慢阻肺的关键干预手段。

进一步研究显示，67.9%的心血管事件和39.1%的缺血性卒中与吸烟、过量饮酒、运动不足、不健康饮食、肥胖等有关。

2.我国医生吸烟率居高不下

2015年的数据显示，我国医生的总吸烟率为27.7%，显著高于美国（9.0%）、新西兰（5.0%）和澳大利亚（3.0%）等国家。其中，我国男医生的吸烟率高达43%。因此，中国戒烟联盟提出了"戒烟：医生先行"的口号。

3.争议不断的酒与健康

（1）红酒与健康：有专家建议，如无饮酒禁忌，可每日喝点红葡萄酒、白葡萄酒、绍兴酒、加饭酒及米酒等。其具有活血化瘀、升高高密度脂蛋白胆固醇的作用，能够减少中老年动脉粥样硬化。西方的研究也表明，心脏病死亡率的高低与葡萄酒的消费呈反比。法国人有饮葡萄酒的习惯，冠心病发病率仅为美国人的1/3。

但2018年1月国际顶级医学杂志《自然》连发了两篇研究报告，认为酒精的代谢产物乙醛可造成大量造血干细胞突变，且携带ALDH2基因缺陷的实验鼠在摄入酒精后，DNA突变量是对照组的四倍。也就是说，酒精可使癌症的发病风险明显增加，并可增加贫血、心脑血管疾病的风险。

2004年，意大利学者汇总了过去30多年发表的喝酒与肿瘤等关系的研究报告，结果发现，即使每天只摄入25g酒精（不到1瓶啤酒），也会使许多疾病尤其癌症的发生风险增加。其中，口腔癌与咽癌风险增加82%，喉癌增加43%，食道癌增加39%，慢性胰腺炎增加34%，乳腺癌增加25%，肝硬化增加90%。

酒精增加癌症发病率的另一个佐证是，2017年12月国外的医学专家研究认为，戒酒药双硫仑可以抗癌，但效果尚需进一步验证。

（2）少量喝酒有益健康的传统观念受到挑战：有研究显示，只要是酒精，无论白酒还是红酒，都会增加致癌风险，而且对女性的伤害要大于男性。

瑞士的科研人员发现，"少喝酒有益"仅适用于携带胆固醇脂转移蛋白因子的变异型Taq1B的人群，而这种人群只占总人口的15%。因此，世界卫生组织近年将酒精列为一级致癌物。

2015年，国外的一项长达30年的研究显示，酒精量与癌症的发生具有显著的线性关系。当年，美国临床肿瘤学会（ASCO）公开发表言论，认为即使少量饮酒也会增加癌症风险。

（3）中国人喝酒致癌风险更大，尤其是喝酒脸红者：酒精吸收进入人体后，约10%由呼吸道、尿液和汗液以原型排出，因此饮酒者常常"一身酒气"，也可通过呼吸测酒器检出（酒驾者常经历的）。其余90%通过肝脏代谢，乙醇首先被氧化成乙醛，脱氢后转化为乙酸，最后氧化成二氧化碳和水排出体外，同时释放大量热能。乙醇的代谢速度较为恒定（与酒精浓度无关），即肝脏以每小时10mL的速度进行。因此，饮酒量越多，代谢时间越长。比如，一次性饮酒250mL（38℃），代谢时间需要9.5小时（$250 \times 0.38/10$）。

需要说明的是，酒精的代谢能力是先天性，与基因有关（ALDH2基因）。研究显示，全球约5.4亿人因携带该基因而无法顺利清除乙醛，饮酒后脸红（乙醛的血管扩张作用）者都属于其中一员，而这种人以亚洲人尤其我国居多。因乙醛可造成DNA损伤，长期饮酒可导致各种代谢性、血液性疾病及癌症的发生就不难理解了。

（4）饮酒对2型糖尿病患者代谢指标控制不利：研究显示，血清

chemerin水平与BMI、腰围、空腹血糖、胰岛素抵抗指数、甘油三酯水平、平均动脉压呈正相关，与高密度脂蛋白胆固醇水平呈负相关。也就是说，chemerin与健康呈负相关关系。2型糖尿病患者乙醇每日摄入大于30g/d会影响血清chemerin水平，不利于2型糖尿病患者代谢指标的管理。血清chemerin水平与2型糖尿病患者的代谢指标密切相关，也可能是2型糖尿病治疗的新靶点。

（十一）便秘与健康

大便通畅对人体健康非常重要，长期便秘可导致各种健康问题的发生。便秘可能是长期不良饮食与生活习惯的结局，也可能为各种疾病所导致。

首先，如果饮食结构中膳食纤维含量较少，比如吃蔬菜、水果少与偏食的人和液体摄入不足者。食物在肠道中的容积小，不利于食糜快速通过肠道、水分吸收增加而导致大便干结，从而形成便秘。

第二，久坐不动及长期卧床者，因为活动少，肠道肌肉张力低，可导致便秘。

第三，老年人腹壁肌肉张力下降、胃肠道蠕动减慢、肛门括约肌松弛等可导致肠道控制力下降而出现排便功能异常。

第四，疾病并发症，如糖尿病胃肠病变，因为长期高血糖可伤害胃肠神经，导致其功能下降而出现便秘。

预防便秘可通过养成定期排便的习惯（晨起为佳）、保证每天蔬菜与水果的摄入、适量饮水、适当运动等来实现，效果差时可口服通便药或中药调理予以改善。当然，为疾病所导致者，要对相关疾病进行积极治疗。

（十二）性格好，健康来

调查显示，长寿老人的生活习惯及爱好可能相差甚远，但多有一个相同的特点就是心胸宽阔、乐观开朗、心地善良、为人随和、热爱生活，罕有心胸狭窄、鼠肚鸡肠者能够长命百岁。

这是因为，性格好者一方面容易与他人向处，家庭关系、朋友关系及社会关系融洽，更容易达到心理平衡。研究显示，心理平衡在健康中的作用超过了一切保健措施与保健品的总和。有了心理平衡，才有生理平衡；有了生理平衡，人体的神经系统、内分泌系统、免疫功能、各组织器官的代谢功能等才能达到最佳的协调状态，从而预防许多疾病包括癌症与心脑血管系统疾病的发生。

"谁拥有快乐，谁就拥有健康"是至理名言。

（十三）知识分子的健康状态

研究显示，知识分子的健康状态更差。上海社科院的一项"知识分子健康调查"结果显示，在知识分子最集中的北京，知识分子的平均寿命从10年前的59岁下降到调查时期的53岁。比1964年第二次全国人口普查时北京人均寿命的75.85岁低了近22岁。

究其原因，考虑与工作紧张、压力太大相关。美国的一项调查研究显示，60%~90%的疾病与压力大有关。城市生活的人群中有一半的人感到压力使其健康越来越差。压力可导致包括从心脑血管疾病、消化道溃疡、糖尿病、癌症等器质性疾病到心理障碍、头痛、腰背痛、失眠等亚临床疾病等100多种疾病的发生。

生活规律、有氧运动、定期放松、弛张有度、静坐禅修、保健养生等，应成为知识分子紧张工作之余的有益补充。

（十四）电子屏幕与健康

随着人们越来越难以离开手机、电视、电脑及平板电脑，这些物品的屏幕释放出的蓝光也日益令人担忧。这些蓝光会损害视网膜并影响睡眠。

国外一家电子公司曾展示了其电脑屏幕新技术（softblue）（软蓝），并声称该技术对视网膜的损害要轻："我们将波长低于450纳米的有害蓝光转换为波长高于460纳米。"

研究发现，波长在415~455纳米范围的光会杀死细胞，就是说深度蓝光才会对眼睛特别有害。也有科学家声称，与太阳光相比，屏幕所产生的光的密度很弱。

有眼科专家认为，真正的问题是过度用眼，警告人们不要盯着屏幕6小时以上。

儿童的眼睛最脆弱。

对于不得不长期接触屏幕的人，专家建议可考虑戴特殊的可过滤蓝光的眼镜可能有益。

三、抗氧化剂与保健品——生命的保障

（一）果蔬有益健康

目前认为，活性氧自由基产品——氧化物质在很多方面都可导致衰老的情况。这样从理论上讲，抗氧化物质能够防止衰老，其中水果与蔬菜是抗氧化物质的最佳来源。如果要确定是蔬菜中哪种营养素起了抗老化作用却是困难重重。因为任何一种蔬菜、水果中都有150种之多的化学成分，除了维生素A、C、E之外，其他营养素还有很多。如果理解为健康是各种营养素共同协同作用结果的话，可能更为合适。这个道理很好理解，比如说，氧气对机体重要至极，但过多却会产生氧中毒。氧气只有在空气中的比例是21%，才刚好合适。葡萄糖是机体能量的直接来源，维系着各种组织器官的生命活动，不可须臾缺乏。典型的例子是低血糖会产生严重的危害甚至危及生命。但葡萄糖太多了也不行，最直接的后果是糖尿病及各种急慢性并发症。各种维生素及微量元素都有各不相同的重要作用，但任何一种过量了都会导致中毒。因此，各种元素、物质、细胞、组织与器官平衡、协调、相互作用是维系健康的保障与秘诀。厚此薄彼的做法不符合现实。

（二）维生素与健康

1.维生素C的再认识

我们知道，多数脊椎动物可以自己合成维生素C，但包括人类在内

的灵长类、豚鼠和某些飞行类哺乳动物却不能合成。这是因为这些动物体内缺乏一种"古洛内酯氧化酶"。由于对维生素缺乏的普遍重视，严重的维生素C缺乏现象较少见。但如果很少吃蔬菜、水果，经常牙龈出血、牙齿动摇、皮肤有小的瘀斑就可能是缺乏了，需要调整饮食习惯或额外补充。

目前，国际上普遍的看法是每人每天补充60~75mg就足够了。如果进食或补充太多了也不要紧，过多的维生素C可随尿液排出体外。

维生素C（包括其他维生素）对于人体非常重要，维生素C及许多其他维生素都是作为各种氧化酶的辅助因子来发挥作用的（抗氧化）。这些氧化酶通过把小分子物质如氨基酸进行羟化，改变其结构而产生作用，是胶原蛋白、肉碱和去甲肾上腺素合成所必需的，后者为机体维持正常生理功能所必需，缺乏则可导致机体功能失常或死亡的发生。

维生素C被认为具有抗病毒、提高机体抵抗力、抗过敏、预防动脉粥样硬化、预防肿瘤发生及延缓衰老的作用。其主要是通过降解病毒核酸、提高人体中粒细胞活性、破坏过敏物质组胺、避免低密度脂蛋白过氧化、保护血管内皮细胞受低密度脂蛋白毒害、清除活性自由基来实现的。

更神奇的是，近期研究发现，维生素C可在体外诱导胚胎干细胞向心肌细胞等分化，且维生素C的这种神奇作用不是越多越好而是有一些就足够了，但必须是持续的供给。

这是否为我们健康养生提示了什么？我们也期待其能在再生医学及肿瘤治疗领域具有更大的作用。

2.维生素在肿瘤治疗领域的作用

目前，维生素在肿瘤治疗领域的作用已被证实。20世纪80年代国外科学家发现，维生素A的中间代谢产物维A酸可以诱导干细胞向神经细胞分化。上海瑞金的王振义教授提出了治疗肿瘤的新理论——"全反式维A酸诱导分化疗法"，认为癌细胞分化程度越低，恶性程度越高。

如果人为地促进癌细胞分化，就可以阻止癌细胞的恶化，从而治疗癌症。他以此理论为指导治疗急性早幼粒细胞白血病（APL）获得了成功，从而荣获国家科技进步奖。

3. 再话维生素A与健康

维生素A通常存在于动物性食物中，如肝、牛油、蛋黄、全脂牛奶，特别是鱼油中。脱脂牛奶与人造牛油则需要额外加入维生素A。同时，我们的身体可以把植物性的化学成分胡萝卜素（carotenoids），特别是 β 胡萝卜素转换成维生素A，深绿色和黄色蔬菜，以及橘子中的维生素A含量也较多。

维生素A缺乏曾经是全世界眼盲症儿童的最主要原因。另外，由于维生素A储存在肝脏之中，进食太多又会导致维生素A中毒，表现为骨头痛、头痛及过度亢奋（hyperexcitability），故预防维生素A过度的一个简单方法是少吃含维生素A丰富的动物性食物（肝脏），进食合适数量的含维生素A的蔬菜。即使吃多了，不过是皮肤颜色黄一些罢了。

以前曾有维生素A可预防肺癌及胃癌的说法，但经过20世纪80年代中期的研究证明，过量的维生素A作用相反，可使癌症（肺癌）的发病率增高。第一个是对芬兰吸烟者的研究，约3万名有35年吸烟史、50多岁、被认为是肺癌的高危人群参加，他们分别服用不同剂量的 β 胡萝卜素（20~50mg/d）和维生素E，与安慰剂进行对照，共随访6年。结果显示，血液中 β 胡萝卜素增加10倍的人，死亡率增加8%，且主要是肺癌。开始这个结果被认为是统计学上的误差，两年后第二个大型研究也发现了同样的结果。该实验名称为 β 胡萝卜素与维生素的效用测试（beta carotene and retinol efficacy trial，CARET）。该研究给肺癌高危人群每日服用 β 胡萝卜素和维生素A，随访4年，结果发现，无论男女，罹患肺癌的概率高出28%，死于心脑血管疾病的概率高出26%。

4. 神秘且争议不断的维生素E

维生素E是脂溶性物质，人体中未发现特定的储存器官，主要储存于脑垂体、肾上腺、脂肪组织、肝脏、肌肉当中，少量储存在心脏、肺、睾丸、子宫。其在蔬菜、蔬菜油和坚果中均有，玉米与黄豆尤多。维生素E在成人体内的作用尚不肯定，一般来说，缺乏维生素E只有那些天生就有缺陷、不能吸收食物中脂肪的人。有研究显示，早产的婴儿和有某些医学缺陷的婴儿服用维生素E有益健康。

多年以来，对维生素E的作用一直争论不断，实验室似乎观察到维生素E具有抗氧化作用，一段时间被用来广泛治疗及预防动脉硬化，但临床研究尚难找到直接证据。

目前认为，维生素E的有益作用包括以下几方面。

（1）美化肌肤，润泽秀发：维生素E有抑制黑色素形成的功能，可预防皮肤晒黑、形成黑斑，也可抗皮脂氧化，减少因年龄大、皮肤酯化黷褐色素即衰老色素的堆积而形成的"老人斑"；也能防止毛发老化，使秀发光滑润泽；还可扩张末梢血管，改善血液循环，纠正惧冷症，但需要剂量较大（正常日需要量的7~8倍），时间较长（2~3个月），与维生素B_3合用，效果更好。

（2）延长体外培养细胞寿命：人体细胞体外实验表明，一般细胞分裂50~70代后就会衰老死亡。如果在培养基中加入维生素E，细胞分裂可延长至120代。

（3）抗环境污染：汽车的废气、烟尘中的二氧化氮、空气中的臭氧、油脂氧化生成的氢氧根都是化学性质极活泼的自由基。实验显示，小鼠在含百万分之一的臭氧环境中只能存活8.2天，但在饮食中，按每千克加入维生素E100国际单位，却可生存18.5天。这是因为维生素E与臭氧结合后，臭氧失去了氧化能力，小鼠肺中的脂肪得以免受氧化，所以寿命延长的1倍多。

（4）体内抗氧化：维生素E可在体内对抗摄食的未饱和脂肪被氧化，防止其在血管中堆积及血栓形成。摄食的饱和脂肪酸越多，维生素E的需求量就越大。有研究显示，较长时间（3个月）、大剂量（800单位/天）应用，能够有效减少低密度脂蛋白胆固醇的氧化，减低胆固醇形成动脉粥样硬化和心脏病的作用达40%。

（5）可保护其他维生素：维生素E可保护维生素A、维生素C、胡萝卜素、含硫酵素、三磷腺苷（ATP）等免于氧化。

（6）促进生育功能，治疗痛经：维生素E可促进精子的生成和成熟，提高受孕率，治疗习惯性流产、月经不调与痛经。痛经多为原发性，即子宫内膜分泌的前列腺素过度旺盛，造成子宫强烈收缩所导致。维生素E可调节前列腺素的形成，有效改善子宫收缩。月经前2~3天开始，每日口服400国际单位，到月经周期的3~4天为止，可缩短痛经时间。4个月后，痛经可得到改善。若每天口服维生素E一段时间，则效果更佳。

（7）配合治疗心脑血管病：日本的一项有关脑缺血的研究显示，维生素E可抑制自由基造成的脑组织内聚不饱和脂肪酸过度氧化过程。

意大利的一项有关心肌缺血的研究显示，人心肌缺血后4小时内给氧易被救活，但与此同时产生的自由基也会产生不良影响。如先给予游离态的维生素E，则可抑制自由基的升高。因此，缺血性疾病进行急救给氧或手术时，同时给予维生素E为宜。

美国哈佛大学进行了一项研究，给8.7万名护士每天口服维生素E100~250国际单位，时间两年以上，结果患心脏病者比不服维生素E者减少了41%，发生心梗的比率少29%，心脏病死亡少15%。2005年3月，一项涉及9541名55岁以上的心血管或糖尿病患者的研究显示，一组每天口服400国际单位的维生素E，安慰剂组未服维生素E，结果服维生素E者因心脏病而住院的增加了21%，心衰死亡率增加了13%。提示维生素E对心血管病、糖尿病患者有益，但剂量不能大。

2005年一项涉及13.5万人的研究显示，每日口服400~2000国际单位维生素E的人，1万人中有39人死亡。每日口服160~330国际单位的人，每1万人中有16人死亡。说明过量服用维生素E可能会增加死亡风险。

2008年4月，丹麦哥本哈根大学的研究报告也指出，维生素E会提高死亡风险4%。

（8）防治贫血：维生素E可使溶血性贫血及早产儿的不正常红细胞得到矫正，且母乳维生素E比牛乳高2~4倍，所以足月产的婴儿若有不正常的红细胞，可通过母乳喂养迅速纠正。

（9）维护肌肉健壮：维生素E缺乏，可导致肌肉失养症，表现为肌肉萎缩、无力，补充维生素E后可得到有效改善。

（10）预防癌症侵袭：维生素E预防癌症的作用是多方面的。实验表明，有些致癌物质可在体内形成自由基团，当这些自由基团与细胞中的脱氧核糖核酸（DNA）结合，就会干扰细胞的正常分化，引发癌变。维生素E可抑制自由基团的形成，对DNA的损害降低63%，从而起到抗癌作用。

维生素E预防癌症的另一机制与维生素C相似，可阻止亚硝酸铵与次亚硝基形成致癌物质硝铵。美国一项包括3.5万名女性的研究发现，65岁以下获得维生素E补充的女性，患结肠癌的概率较未补充维生素E者低65%。

美国西雅图大学对7万多名57~76岁的市民进行了4年跟踪调查，包括肺癌的发病率和维生素E补充品的习惯，结果521名被确诊患肺癌。研究显示，肺癌不仅与吸烟、家族史有关，连续10年每日摄取超过100mg维生素E者，肺癌的发病率会增加7%；每日摄取超过400mg者，发病率会增加28%。

2011年，一项对3.6万名男子的研究发现，口服维生素E补充剂、硒补充剂可将前列腺癌的发生率提高17%。

美国开展了一项有1.46万名50岁以上男性参加的研究，比较了维生素C、维生素E、维生素C+E对癌症的影响，与安慰剂进行对照，整个研究长达8年，结果1929人患癌症，其中1013人患前列腺癌，4组间患癌症的比例相差不大，提示维生素对防癌效果有限。

其他可能用途还包括，可防治胆固醇性胆道结石。据认为，维生素E和维生素C在肝脏中易使胆固醇溶解变为胆汁酸；能促使创伤、烧伤创面愈合，减轻疼痛及形成瘢痕；防止静脉炎和静脉曲张；预防胎儿先天性畸形，如兔唇、脑积水、无脑儿等。

关于维生素E的日需要量，随年龄、性别不同而稍有不同，一般儿童3~10mg，成年人12mg，女性10mg，妊娠增至12mg，哺乳期增至13mg。

单位换算，1IU维生素E＝1mg DL－α－生育酚醋酸酯。

需要注意的是，过量服用维生素E会降低维生素A、维生素D和维生素K的利用率，降低免疫功能和血清甲状腺素。长期大量服用（每天400国际单位）会引起恶心、头痛、腹泻、胃肠功能紊乱、乏力、视物模糊、血栓性静脉炎等中毒症状，使糖尿病和心绞痛症状加重，男性乳房肥大，生殖功能障碍，女性月经过多或闭经，个别患者可出现皮肤皲裂、唇炎、口角炎等，停药后即可复原。

关于维生素的补充及对健康的影响近年的研究资料很多，且结论往往不一致，甚或相反。它提示我们，盲目、大量及长期补充各种维生素都可能是不安全的。补或不补，补多或少，补长或短都要因人而异，由医生及专家根据身体情况予以确定，以免造成花钱买病的结局。

（三）关于辅酶Q_{10}

辅酶Q_{10}是由醌环与30~50个碳原子组成的不同长度侧链构成的泛醌类化合物，自然界主要存在5种同系物辅酶$Q_{6~10}$，长链上有10个烯基，即称辅酶Q_{10}。

辅酶Q是一种脂溶性物质，可在人体细胞内合成，特别是肝脏。其合成需要多种维生素B、维生素C和无机盐等的参与，因此营养不良、饮食不均衡都会影响其合成；运动与疾病，如心血管疾病、癌症、降脂药物、红曲补充剂等也会影响其合成。人体制造辅酶Q的能力在20岁时达到高峰，随着年龄的增长而逐渐下降，到中年时已严重缺乏，50岁后出现的心脏疾病与其缺乏有关。其来源为多脂肪的鱼类，如沙丁鱼、动物肝肾、牛肉、蛋黄、豆油、花生油、菠菜、花椰菜、芝麻、坚果等。

辅酶Q的主要功能是参与ATP类产能物质的代谢，与热能释放有关，并且有强大的抗氧化能力。其功效主要有以下几方面。

1. 防止动脉硬化

辅酶Q可防止低密度脂蛋白氧化对血管的破坏能力，且比维生素E、β胡萝卜素更加有效。

2. 抗心肌病

正常人辅酶Q含量在20岁时达到高峰，40岁左右降至68.2%，80岁时降至42%。研究显示，心脏病患者血液中的辅酶Q含量比正常人低25%左右，且75%的心脏病患者的心肌中严重缺乏辅酶Q，补充辅酶Q后则病情明显好转。

3. 降低血压

有资料显示，补充辅酶Q（225mg/d）后，多数患者（85%）的血压可降低，少数患者（25%）可依靠其控制血压。但也有血压增高的报道，需注意。

4. 保护大脑

辅酶Q是为数不多的几种可穿透线粒体并恢复其活力的抗氧化物之一，因其可保护脑细胞线粒体免受自由基的伤害，故可预防早老性痴呆、记忆力减退等。

5. 提高机体免疫力

动物实验显示，老年鼠体内的辅酶Q仅为年轻鼠的1/3，补充后可提高2.5倍，达年轻鼠的80%。人体研究也发现，补充辅酶Q之后1~3个月，免疫球蛋白明显增加。

6. 延缓衰老

研究显示，辅酶Q的抗氧化力是维生素E的40倍，可有效对抗自由基和过氧化物，有润肤美颜功效，对预防早老有益。

辅酶Q的一般保健剂量为30~60mg，老年心脏病患者可增至100~200mg。辅酶Q的不良反应少，偶见轻微的短暂头晕、胃部不适、一过性心悸、荨麻疹等。

（四）鱼油与健康

1.鱼油是否有益于健康

鱼油是否有益于健康，争论已久。Ω-3脂肪酸一直是心血管疾病（CVD）研究与治疗的热点，其可通过降低甘油三酯、抗心律失常、缓解炎症、改善内皮细胞功能、抑制血栓形成等机制发挥对心血管的保护作用，但其一级预防作用仍存在争议。

2.Ω-3脂肪酸对心血管有益的证据

1985年的一项不同人体观察表明，每周进食1次或两次鱼类，可降低心脏病的发病风险。

2002年的一项系统性评价得出结论，每天摄入40~60g的鱼类（提供0.2~1.0gΩ-3脂肪酸）与心血管疾病降低有近50%相关性。

DART试验共纳入2033例心梗后的男性患者，结果发现，适当的深海鱼油摄入（2~3次/周）可降低该类患者的死亡率。

2008年GISSI对6975例慢性心衰患者进行的一项Ω-3脂肪酸干预研究显示，服用Ω-3脂肪酸，对心血管具有保护作用。因此，美国心脏协会（AHA）建议将其用于在心血管疾病患者的一级预防（未病防病）和二级预防（已病防重）。

3.质疑Ω-3脂肪酸对心血管保护作用的证据

2010年的OMEGA试验显示，3851例急性心梗患者服用1年Ω-3脂肪酸［每天1g，EPA（二十碳五烯酸）/DHA（二十二碳六烯酸）=1.2∶1］，未能降低急性心梗后心血管疾病（CVD）的发生率。

2012年的一项20485例既往有心血管疾病患者补充Ω-3脂肪酸的研究结果显示，对CVD患者的二级预防证据不充分。

2018年的一项10个长期随机试验、人员约7.8万的荟萃分析结果显示，其中约1/3的人为糖尿病和血糖异常者，平均随访4.4年，结果与安慰剂比较，接受Ω-3脂肪酸的人冠心病及主要动脉粥样硬化性心血管病（ASCVD）的发生率无显著降低。其中，无CVD证据的糖尿病患者服用Ω-3脂肪酸与安慰剂相比，ASCVD发生率无显著差异。

四、中医药与健康长寿

1. 中医药可有效治疗心血管疾病

2017年美国心脏病学会（ACC）向国际媒体宣布，中药可有效治疗心血管疾病。对于心血管疾病的一级预防和二级预防，有些中药可作为西医学的替代和补充治疗，对不能耐受西药负担者无疑是一个良好的替代疗法。

2. 针灸治疗应循证而为

研究显示，电针治疗可改善女性压力性尿失禁的漏尿量，但对多囊卵巢综合征的辅助治疗无效用。

3. 马兜铃酸慎用还是禁用

2017年，中国台湾和新加坡学者的合作研究发现，在台湾98例干细胞癌病理样本中，78%的患者基因中带有"马兜铃酸特有的突变标签"；进一步研究发现，在中国大陆、韩国及东南亚等国家和地区这种情况广泛存在，但比例低于中国台湾。由此引发了医学界关于正确认识马兜铃酸安全性和重要性的讨论。

4. 中医学术创新——气络学说

中医学对疾病与健康的认识博大精深且学派林立，中医药在养生、治未病、疾病治疗中的作用难以尽述，以后将另行讨论。

气络学说是近年来中医药的重要学术创新，其核心理论是"承制调平"。该学说认为，气络是人体内部运行经气的网络，具有信息传导、自控调控、防御卫护等作用。气络通畅有助于机体各系统发挥正常功能，使人体保持健康状态，保持良好的自愈能力，这就是"承"和"制"。如果长期受异常环境、心理应激、起居失常等影响，会导致气络不通，人体内环境失衡，从而引发多种疾病。这时"调"可祛除病理损伤，恢复机体抵抗及修复能力，重建人体自稳平衡的健康状态，达到"平"的目的。以该理论为指导，可有效治疗糖尿病、肿瘤、流感、前列腺等多种疾病。

五、如何面对无所不在的癌症

癌症是全球非传染性疾病死亡的第二位主要原因，并有持续升高趋势。其原因复杂，与遗传、生活习惯、环境、年龄、性别等因素密切相关，部分可归于糖尿病、肥胖及不良生活方式等。

（一）"生活方式癌"与对策

自20世纪70年代以来，我国癌症的发病率和死亡率一直呈上升趋势，虽然治疗手段层出不穷，有益于临床结局的证据越来越多，但诸多癌症的发病率仍居高不下。

据国外研究表明，80%的癌症与生活方式有关。为此，有学者提出了"生活方式癌"的概念。

所谓生活方式是个人和群体在长期社会化过程中形成的一种行为倾向或行为模式。与健康相关的生活方式包括饮食、学习、劳作、休息、运动、个人卫生、家庭卫生、人际交流、环境等个多方面。

长期不良生活习惯将提高肿瘤发生的风险。

基础研究结果表明，肿瘤细胞的生长调节基因在环境背景下会发生分子层面的改变，导致与前体细胞基因序列差异，从而引发癌症。

生活方式、环境等对癌症的发生影响很大，很多研究显示，同种族人群迁移到不同地域后，癌症的发生率也明显不同。

生活方式实际上是一种生活习惯。英国的一项研究表明，该国每年确诊的癌症患者中，有四成以上是由吸烟、饮酒、缺乏水果、不运动等不良生活方式引起的。因此，衣、食、住、行都可引起"生活方式癌"，其中以吸烟、酗酒、饮食、运动与癌症的关系最为密切。

美国的一项肿瘤研究报告显示，直肠癌的发病原因中，13%与运动不足有关，12%与不良饮食习惯有关，10%~15%与遗传有关。肥胖，尤其是腹型肥胖是独立的肠癌风险因素。养成良好的生活方式，如科学的饮食习惯、每天30~60分钟中等以上强度的规律运动、保持适当体重，可减少50%~70%的结直肠癌发生风险。

1.食管癌

国内外大量流行病学和病因学研究表明，食管癌的高发与社会经济状况低下、不良饮食习惯、疾病史和家族遗传史等因素有关，其中饮食因素占重要地位。腌制食品、饮食不规律、霉变食品、烫食、高盐饮食、进食速度快、酸菜等都是食管癌的危险因素。腌制食品、霉变食品中含有亚硝基化合物，对多数动物有很强的致癌作用。长期吃烫食可使食道黏膜受损，70℃以上热食对食管黏膜上皮细胞的增殖周期会产生严重影响，并能为细胞在有害代谢产物作用下发生癌变创造条件。食物缺乏充分咀嚼的话，食物中的粗糙物质会长期损伤食管黏膜，尤其是在生理狭窄区。这些因素均可导致食管癌的发生。另外，长期饮食不规律可导致食管运动和协调障碍，并可引起食管损伤。

2.女性乳腺癌

高脂肪、低蔬菜、体质指数大、体脂含量高等因素可以增加女性乳腺癌的发病率。国外学者研究，高脂肪、低纤维素饮食者患乳腺癌的风险是低脂肪、高纤维素饮食者的两倍。多项研究均发现，肥胖与乳腺癌存在相关性。发胖年龄越早，患乳腺癌的危险性越大。常吃油炸烧烤食物、烟熏腊制食物（每周超过3次，每次50g）均为乳腺癌较强的危险因素。

2010年我国学者（JB Wang）等报道，2005年中国环境因素造成的肿瘤死亡风险占0.7%。与此同时，感染占29.4%，吸烟占22.6%，低水果摄入占13%，饮酒占4.4%。

2014年《柳叶刀·肿瘤学》委员会报道了中国、俄罗斯、印度的癌症发生数据，提示中国正在遭受的环境污染、吸烟、肥胖等与乳腺癌、结肠癌等恶性肿瘤的发生风险显著相关。来自于公共卫生政策的研究表明，有效降低癌症发生的危险因素有助于降低癌症的发生率。

通过戒烟、减重等健康生活方式，我国相当一部分常见肿瘤，如乳腺癌（约20%的病例）、胃癌（约33%的病例）以及子宫内膜癌（约34%的病例）都可得到有效预防。因此，预防"生活方式癌"必须切断不良生活方式与癌的通道。唯一可行的就是每个人从自我做起，摒弃不健康生活方式，控制行为危险因素，做健康生活方式的实践者和受益者。

3. 关于"癌因性疲乏"

癌因性疲乏（CRF），一般由多种因素相互作用所致，贯穿于肿瘤发生、发展、治疗及预后的整个过程，是肿瘤患者最常见的症状之一，是一种主观上的痛苦、疲乏感。

2018年美国国立综合癌症网络指南（NCCN指南）将其定义为一种痛苦的、持续的、主观的有关躯体、情感或认知方面的疲乏感或疲惫感，与近期的活动量不符，与肿瘤或肿瘤治疗有关，并且妨碍日常功能。

关于CRF的评估方法，指南建议对年龄超过12岁的患者采用0~10量表（0=无疲乏；10=能想象的最严重的疲乏）；7~12岁的患儿采用1~5量表（1=不疲乏，5=最疲乏）；5~6岁的患儿用"累"或"不累"进行筛查。

在药物干预方面，指南建议在排除引起疲乏的其他原因后，考虑使用中枢兴奋剂（哌甲酯），同时治疗疼痛、情感上的痛苦，并进行改善睡眠质量、营养缺乏和并发症的治疗。对终末期患者，考虑使用皮质类固醇（泼尼松或地塞米松）。

（二）停经与妇科癌症的关系

研究显示，停经可减少妇科癌症的发生概率。女性停经后一方面没有了黄体酮，另一方面雌激素仅剩下约10%。其中，雌激素与身体的许多功能相关，它影响骨骼、血管、大脑、性行为、睡眠状态、小肠吸收及免疫系统等。目前发现的与雌激素相关的功能已达400种以上，因此女性停经后出现各种身体变化也就没有必要大惊小怪了。

流行病学资料显示，停经能够延缓罹患某些妇科癌症（如乳腺癌、子宫癌、卵巢癌）的发生概率。美国的资料显示，停经前女性每三年患乳腺癌的概率会增加一倍，停经后则需13年才会将这一概率翻一倍。

为什么会这样？是因为女性生殖荷尔蒙（雌激素和孕激素）是这些癌症发病的最主要原因。比如，男性不存在定期出现性激素的情况，其乳腺癌的案例只占0.5%。有资料显示，越早（年轻）开始月经、越晚终止月经的女性患乳腺癌的概率越高，而卵巢摘除后的女性则危险性显著降低。

雌激素与孕激素之所以可增加乳腺癌的发生率，是因为它们可使乳管壁中的细胞在月经的后半期快速分裂，准备受孕。如果受孕，这些新形成的细胞就会死亡，乳房又恢复到原来状态。在下一次月经来临时，再次重复另一次分裂与死亡。多次反复分裂，细胞必须复制得与原先一模一样，一旦复制错误（突变）就会带来风险。其中包括疣与痣的产生，严重者即为肿瘤。

如果说停经后可减少患癌的概率，有益于女性健康的话，那么停经后女性罹患心脏病的危险远远大于妇科癌症！有资料显示，其危害超过10倍。女性停经后心脏病增加的原因较多，其中重要因素是血液中脂肪的变化。一般来说，停经前女性的脂肪低于男性，即有比较少的LDL（低密度脂蛋白胆固醇，通常所说的坏胆固醇）和比较多的HDL（高密度脂蛋白胆固醇，通常所说的好胆固醇）。但停经前后，女性血液中脂肪变得与男性一样，尤其是胆固醇的总和与LDL都开始增加。

因此，停经后的女性更应该注重高脂血症的治疗。

（三）生活安逸、高龄初产妇与乳腺癌的关系

1.生活安逸有可能增加乳腺癌的患病率

有资料显示，生活富裕后，乳腺癌的发病率在逐渐增加。究其原因，可能与脂肪太多、酒精、化学污染、避孕药、电磁辐射、活动减少、月经开始时间早等相关。还有资料显示，中国女性患乳腺癌的概率只有美国女性的1/4，而中国女性比美国女性晚四年成熟（进入青春期）。

2018年初的一项报道显示，我国卵巢癌和乳腺癌患者的五年生存率分别为41.8%和83.2%。前者处于全球平均水平，但一直变化不大；后者虽有显著提升，但较欧美国家仍有差距。

有数据显示，普通女性一生罹患乳腺癌的风险为12.3%，但在携带BRCA1和BRCA2基因突变的女性中，终生罹患乳腺癌的风险分别上升65%和45%。

2.高龄初产妇易患乳腺癌

有资料显示，高龄初产妇易患乳腺癌。这是因为第一次生产后，乳管壁上的细胞不再经历像月经周期那样的快速分裂再死亡过程。这些细胞变成专门制造乳汁用的细胞，这样细胞突变的概率就大大减少了。即使在高浓度雌激素与孕激素的情况下也不会突变。妇女越晚生育，乳管壁上的细胞就要经过越多的分裂和死亡，某些细胞发生突变的概率就会上升。另外，良好的营养和久坐的生活也会增加患乳癌的概率。

因此，BRCA基因检测在风险评估、预后判断、辅助治疗等方面具有重要意义。携带胚系BRCA基因突变的患者，其女性家庭成员患相关肿瘤的风险增大，若能通过基因检测及早发现，则有助于预防性措施的实施。在治疗方面，携带该类基因突变的转移性乳腺癌患者对铂类药物化疗更为敏感。此外，该类乳腺癌晚期患者使用人多聚二磷酸腺

苷核糖聚合酶（PARP）抑制剂，较采取一般治疗方法者生存期更长。

（四）癌症治疗新进展

2017~2018年癌症治疗的新进展可以帮助黑色素瘤、卵巢癌、肺癌、膀胱癌、脑肿瘤和前列腺癌患者延长寿命，新疗法主要为两大类——过继性细胞免疫治疗（CAR-T疗法）和肿瘤不可知疗法（对携带共同遗传学异常的不同类型肿瘤进行治疗）。CAR-T疗法也称"嵌合抗原受体疗法"，是使用患者自身的白细胞，在实验室进行基因重编辑后回输患者体内，以对抗癌症。该疗法可能是首个真正改变急性淋巴细胞白血病（ALL）治疗的疗法。

1.癌症的预防

癌症预防方面的进展包括三个方面。

一是"室内美黑"被明确为癌症的风险因素，应予以预防。

二是有两项研究发现，电子烟可刺激吸烟增加。美国食品药品监督管理局（FDA）已于2016年将其视为风险因素，与烟草一起进行管控。

三是美国临床肿瘤协会（ASCO）于2017年发布了关于饮酒与癌症的声明。声明指出，饮酒与口腔癌、喉癌、食道癌、肝癌、乳腺癌和结肠癌有因果关系，是胰腺癌与胃癌的风险因素，新发癌症和癌症死亡直接归因于饮酒。由于酒精对血循环中雌激素的影响，故与乳腺癌的发生相关。目前，相关机构对饮酒的安全建议是男性每日不能多于两杯，女性不能多于1杯。1杯的定义为啤酒约355mL，红酒148mL，白酒（40°）45mL。

也有专家认为，"即便是少量饮酒也会增加癌症风险，而长期饮酒风险更高"。一项研究显示，即使每天一杯或更少，依然会增加食道鳞状细胞癌、口咽癌和乳腺癌的风险。值得关注的是，与患癌相关的是酒精含量而非酒的类别。

2.癌症疫苗面世

2017年5月，美国食品药品监督管理局（FDA）批准了一项针对具有特异遗传特性（生物标志物）即患者的治疗措施，特点是不以肿瘤部位为参考，仅依靠生物标志物作为选择药物的依据，为癌症治疗提供了新的手段。

3.血浆监测可筛查早期鼻咽癌

研究显示，通过检测血浆中的埃博斯坦-巴尔病毒（EBV）DNA，可成功实现对早期无症状鼻咽癌患者的筛查，敏感性为97.1%，特异性为98.6%，阳性率显著高于既往，为早期鼻咽癌的诊断提供了新方法。

4.肝癌早期诊断实现重大突破

近期一项关于肝癌早期诊断方法的研究显示，通过检测血液中肿瘤DNA（ctDNA）特定位点甲基化水平，可对肝癌进行早期诊断、治疗和预后预测，与常规的甲胎蛋白（APF）检测相比，这种方法将肝癌的漏诊率降低一半以上，有助于发现更多的早期肝癌患者。

5.肿瘤治疗的新方法

程序性死亡受体-1（PD-1）/程序性死亡受体配体-1（PD-L1）抗体因其广谱性和长效性而引人关注。到2017年11月，其适应证包括完全黑色素瘤、经典型霍奇金淋巴瘤、头颈鳞癌、非小细胞肺癌（NSCLC）、肾细胞癌、膀胱癌、胃癌、肝细胞癌、携带微卫星不稳定（MSI）或错配修复基因缺陷（MMR）的实体瘤或梅克尔（Merkel）细胞癌等。

其缺点是有效率低（平均有效率20%），起效慢（中位起效时间12周），价格昂贵。

6.根除幽门螺杆菌可减少胃癌的发生

韩国的一项研究表明，接受根除幽门螺杆菌（HP）治疗的早期胃癌患者异时性胃癌发生率较低，胃体小弯黏膜萎缩程度明显改善。研究显示，局限于黏膜或黏膜下层的早期胃癌患者通常伴有严重的黏膜腺体组织缺失（腺体萎缩），且发生异时性胃癌的风险高。因此，鉴于目前临床中幽门螺杆菌感染发病率高的现状，进行积极且规范化治疗对预防胃癌发生意义重大。

7.大数据助力肺癌早期诊断

近年来，人工智能在各个领域得到广泛应用，尤其是在肺结节的鉴别诊断方面，人工智能联合影像组学、基因组学、临床大数据，对肺癌的早期诊断起到了非常大的助推作用。另外，导航气管镜、电磁导航和内镜机器人技术以及液体活检的快速发展，也推动了早期肺癌的发现。

8.癌症治疗的未来

首先，尽管靶向治疗已取得不少突破，但仍有很多已发现的靶点和通路并无针对性治疗，期待以后有更多的新型药物研制成功。

其次，目前精准医学更多地体现在癌症治疗过程中，期望未来在预防中发挥更大作用。

再次，期望未来能对癌症患者提供个体化的治疗手段。

（五）青少年超重与癌症的关系

青少年超重，老年患癌症的风险增加。研究显示，青少年晚期和青年时期高BMI直接与老年患癌症的风险相关，其中与胰腺癌、甲状腺癌和骨髓瘤的风险高度相关。因此，避免青少年期身体超重对预防老年时发生癌症意义重大。

（六）糖尿病、肥胖与癌症的关系

糖尿病、肥胖是癌症的独立危险因素。2012年英国的一项研究显示，全球近6%的新发癌症患者可归因于糖尿病和肥胖（BMI ≥ 25kg/ m^2）。其中，四分之一的肝癌和三分之一多的子宫内膜癌与二者相关，且身体超重的影响力是糖尿病的两倍。男性与二者相关性最强的癌症是肝癌，女性是乳腺癌。因此，良好控制血糖与体重是预防常见恶性肿瘤的重要手段。

（七）女性第二大恶性肿瘤——宫颈癌

2016年的资料显示，在我国，宫颈癌是第二大女性恶性肿瘤，2015年发病9.89万例，死亡3.05万例，而且近20年发病率与死亡率均呈上升趋势。高危型人乳头瘤病毒（Hr-HPV）的持续感染是主要原因。目前已识别的该类病毒超过100种，30~40种HPV与外生殖器感染相关，其中43种具有致癌风险（Hr-HPV）。

（八）肿瘤标志物并非完全标志肿瘤

对于肿瘤标志物，临床应用需正确理解与判断。

1.肿瘤标志物的分类

（1）癌胚抗原：如甲胎蛋白（AFP）、癌胚抗原（CEA）。

（2）肿瘤相关抗原：如CA19-9、CA125。

（3）酶：如乳酸脱氢酶（LDH）、神经元特异性烯醇化酶（NSE）、前列腺酸性磷酸酶（PAP）。

（4）特殊血浆蛋白：如 β_2 巨球蛋白、本周蛋白。

（5）激素：如降钙素、绒毛膜促性腺激素（HCG）、促肾上腺皮质激素（ACTH）。

此外，原癌基因、抑癌基因及其产物也逐渐被广泛用作肿瘤标志物。

2.肿瘤标志物用于临床存在的问题

从理论上，肿瘤标志物可发现亚临床期的肿瘤，但肿瘤在未突破基膜、侵犯黏膜之前（原位癌），其抗原尚未进入血液，即使进入了，目前的检测手段也无法将其检测出来。另外，真正的肿瘤标志物极少，即使结果呈阳性也很难判断是否为肿瘤所致。如前列腺特异性抗原（PSA），虽然具有较高的器官特异性，但不具有肿瘤特异性，许多良性前列腺疾病也可导致其升高。因此，目前的肿瘤标志物在敏感性与特异性方面均难以充分满足肿瘤早期诊断的要求。

3.肿瘤标志物的临床价值

（1）辅助诊断：即便是目前国际上公认的可用于肿瘤早期筛查的AFP、CEA、CA125、PSA这四个标志物，对早期肿瘤的检出率也不到30%。

（2）疗效监测：在参考区间（治疗有效）；在参考区间以上（肿瘤残留或转移）。

（3）预后随访：是否复发。

因此，不提倡对无症状人群进行肿瘤标志物筛查。但对特定肿瘤的高危人群或高发地区，选择针对性的标志物进行筛查和动态观察是可行与有效的。如对慢性乙肝及丙肝患者可定期采用APF筛查肝癌，在鼻咽癌高发区可通过EB病毒衣壳抗原（VCA）/IgA筛查鼻咽癌。同时结合影像学检查是必需的。

4.如何判读检测结果

（1）灰区判断：通常如果有肿瘤伴随，相关标志物远会高于临界值。如果在临界值附近（灰区），患者又没有相关症状，则患肿瘤的可能性很小。建议定期监测，有可能是误差所致。

（2）影响因素：一些良性因素，如炎症、良性肿瘤（肺结核、肝硬化、结直肠多发息肉、胰腺炎、肾衰等）会导致肿瘤标志物异常，布洛芬、类固醇、奥美拉唑等药物，以及某些保健品和中药也会导致部分人群肿瘤标志物异常。如消化道肿瘤标志物CA724是一种糖类抗原，如果患者服用了灵芝等含多糖物质的保健品后可大幅升高，但停药后可恢复正常。

此外，女性月经期可导致CA125升高，外科肛肠检查可引起PSA一过性升高；近期注射过疫苗等生物制剂会引起相关肿瘤标志物出现假阳性；肝脏疾病，尤其是肝肾功能不全会导致一些肿瘤标志物升高。因此，配合影像学检查很重要。

5.医生的职责——规范检测，充分告知

单独检测一种标志物诊断肿瘤阳性率低、特异性不强。目前多采用联合检测，以提高敏感性与特异性。

肿瘤标志物联合检测推荐方案：

肝癌：AFP＋CEA＋AFU

结直肠癌：CEA＋CA19-9＋CA50

胰腺癌：CEA＋CA19-9＋CA242＋CA50

胃癌：CEA＋CA19-9＋CA724

食管癌：CEA＋SCC＋CYFRA21-1

肺癌：CYFRA21-1+SCC＋NSE＋ProGRP

乳腺癌：CA15-3＋CEA＋CA125

卵巢癌：CA125＋β-HCG＋CEA＋AFP＋CA724

宫颈癌：CEA＋CA724＋SCC＋CA125

子宫内膜癌：CEA＋β-HCG＋SCC＋SF

肾癌：CEA＋β_2-MG

前列腺癌：fPSA/tPSA＋PAP

鼻咽癌：CEA＋SCC＋EBV

注：AFU：α-L-盐藻糖苷酶。

SCC：鳞状细胞癌抗原。

CYFRA21-1：细胞角蛋白19片段抗原。

ProGRP：胃泌素释放肽前体。

SF：铁蛋白。

β-MG：β_2微球蛋白。

EBV：EB病毒。

六、食道疾病与健康

研究发现，如果把胃食道反流病（GERD）定义为每周至少出现1次症状，连续12个月，每6人中就有1人出现该病。如果采用高分辨率

食管测压（HRM）和24小时阻抗−pH监测有烧心（胃灼热）症状的患者会发现，我国有烧心症状的患者中42%为GERD，其余为功能性烧心或反流高敏感。究其原因，是食管前列腺素E_2（PGE_2）的过度表达在GERD患者烧心症状产生中起着重要作用。

（一）一般治疗

近期的研究表明，腹式呼吸锻炼有助于改善嗳气等症状和生活质量，可作为药物治疗的辅助方法；腰带压迫可明显加重患者餐后酸反流，应避免。

（二）药物治疗

研究显示，药物治疗的方法有以下几种：

1.按需质子泵抑制剂（PPI）治疗轻度GERD疗效优于连续PPI治疗。

2.如果连续两周PPI治疗无反应，继续治疗效果有效。

3.新型钾离子竞争性酸阻断剂富马酸沃洛拉赞的胃酸抑制效果更强，且在控制食管酸暴露、改善症状和促进食管炎病变愈合方面比PPI更有效。

七、骨质疏松症健康的杀手

1.骨质疏松症不仅普遍而且危险

无论男性还是女性都会因衰老而失去骨质，因为当人变老后，骨质的成长率赶不上它的消耗率。人到老年后，骨质会变得不够紧密，易碎裂，且女性更为严重。这是因为女性的骨质总量天生比男性少，加之开始流失的时间也比男性早，尤其女性在停经的5~10年间，骨质疏松的情况更为明显。因此，女性比男性更容易发生骨折，如腕骨骨折、脊椎变形和骨盆碎裂等。近期研究发现，骨骼是全身最大的内分泌代谢器官和风湿免疫器官。老年人发生骨折后，健康状况会迅速下降。有研究显示，每三秒就有一例骨质疏松患者发生骨折，髋部骨折一年内死亡率女性为25%，男性为33%。

雌激素缺乏是骨质流失的重要原因，比如女性长跑运动员，常常运动到月经停止，这使得同龄女性还在构建骨骼时，她们就开始流失骨质了。有厌食症的女性月经也会停止，也会发生骨质流失。卵巢摘除术后的女性也是如此。

停经后，约三分之一的女性会出现生理或心理方面的问题，如热潮红、失眠、盗汗、沮丧、易怒、心痛、背痛、性欲下降、性交痛、记忆力下降、乏力等，有三分之一的女性没有明显不适，还有三分之一的女性介于两者之间，为何会出现这种情况，目前尚不清楚。

研究显示，骨质疏松症已经成为我国50岁以上人群的重要健康问题，中老年女性尤为严重。我国40~49岁人群的骨质疏松症发生率为3.2%，其中男性为2.2%，女性为4.3%；城市为3.5%，农村为3.1%。50岁以上人群的骨质疏松症发生率为19.2%，其中男性为6.0%，女性为32.1%。65岁以上人群的骨质疏松症发生率达到32%，其中男性为10.7%，女性为51.6%。且调查显示，居民普遍对骨质疏松症的认知不足，骨密度检测率亟待提高。

2. 骨质疏松症与风湿免疫性疾病

罹患风湿性疾病患者常合并骨质疏松症且不受年龄限制，既见于老年人也见于年轻人。骨质疏松是影响预后及生活质量的重要因素，这是因为风湿患者可能要遭受三重骨质疏松"打击"。第一重：风湿疾病的炎症状态导致骨质疏松。第二重：风湿疾病患者多为老年人，尤其是绝经后女性为骨质疏松高发群体。第三重：多数风湿病患者需要激素及免疫抑制剂治疗，常会继发骨质疏松。另外，风湿性疾病患者多活动受限，使骨质疏松症加重。因此，骨质疏松对风湿性疾病患者而言是较为严重的问题，需要风湿科医生着力解决。

3. 补钙与骨质疏松改善的关系

有研究显示，对于骨质疏松症患者，钙摄入量越高、时间越长，骨密度（女性腰椎）改善越明显。对成年健康人补充钙剂和维生素D是否有益的研究（包括3万多人，其中小于20%合并慢性病）显示，其可使这些人的髋部骨折风险降低39%，总体骨折风险降低14%。

4.大量补充钙剂对心脑血管安全吗

研究显示，与安慰剂相比，单独补充1000~1200mg/d的钙不会增加心血管疾病风险；联合补充钙（1000mg/d）和维生素D也未显示可增加心血管疾病风险，且补钙与心血管死亡率、卒中风险和死亡率没有一致的剂量效应关系。因此，美国国家骨质疏松症基金会建议，摄入量不超过美国国家科学院规定的最大可耐受量（2000~2500mg/d）时，饮食补钙与药物补钙都认为对心血管疾病是安全的。

5.补钙会导致肾结石吗

回答是不会。相反，低钙会增加肾结石的发生率。

有研究（HPFS、NHS Ⅰ、NHS Ⅱ）显示，高体重指数、低钙摄入量等可增加肾结石的发生风险。而足量钙摄入（1200mg/d）与低钙饮食（400mg/d）相比，可降低肾结石风险的51%。

6.钙摄入的推荐

目前，补充钙剂和维生素D被提倡用于抗骨质疏松药物的辅助治疗。正在接受骨质疏松症治疗的绝经后女性和老年男性，如果膳食钙摄入量低于700mg/d，建议加用钙补充剂，有维生素D不足风险证据者，考虑补充维生素D。

7.钙摄入对骨骼的影响

健康的骨骼并不是一个静态的"脚手架"，而是指骨骼处于"吸收"和"构建"的动态平衡状态。钙对减少老年人的骨量流失、降低骨折风险具有重要意义。研究显示，钙摄入不足将导致甲状旁腺激素（PTH）升高，继而引发骨吸收和骨量丢失。数据显示，中国城镇和农村居民的钙摄入量在400mg/d左右，这与中国居民的饮食习惯有关。研究也证实了钙+维生素D可降低平均70岁老年人的骨折风险，仅维生素D却不能实现这一获益。同时，也再次证明了补钙的同时未带来肾结石与冠状动脉疾病患病的增加。

8.慢性肾脏病与钙代谢异常

随着年龄的增长，慢性肾脏病的发生率逐渐升高。日本的一项研究显示，70岁以上人群中肌酐清除率（CrCI）< 63.9mL/min者超过90%，提示慢性肾功能不全已成为健康的重要威胁。

肾脏功能在维持机体矿物质代谢平衡中发挥重要作用，其功能下降可导致矿物质代谢异常。一项对4万多血液透析患者的研究发现，血磷与血钙异常均与患者死亡率密切相关。透析超过四年的患者髋部骨折发生率是对照人群的八倍以上，且与全因死亡率升高相关。

2006年，专家对慢性肾脏病-矿物质和骨异常（CKD-MBD）进行了定义：CKD-MBD是一种由CKD所致骨和矿物质代谢异常引起的系统性疾病，并有以下一种或多种表现：钙、磷、甲状旁腺激素（PTH）、维生素D代谢异常、骨转换、骨矿化、骨量、线性生长和骨强度异常、血管或其他软组织钙化等。

9.慢性肾脏病患者矿物质代谢异常是如何发生的

了解矿物质代谢异常的发生机制，可以在临床上更加准确和有针对性地进行防治。肾功能受损、肾单位逐步减少，可引起高磷血症与1.25-羟维生素D水平降低，从而导致低钙血症，三者共同作用导致继发性甲状腺功能亢进。

其病理机制为：在早期肾脏受损阶段，成纤维细胞生长因子23（FGF23）通过下调钠磷转运蛋白降低近端小管的磷重吸收；通过调节维生素D代谢酶降低1.25（OH）$_2$D水平，减少肠道磷吸收，从而避免高磷血症。辅助FDF23与其受体结合的Klotho基因仅存在于肾脏、甲状旁腺、脉络丛等，在重度CKD或终末期肾病患者中，FDF23无法发挥作用，随之产生高磷血症、1.25（OH）$_2$D水平降低及低钙血症，导致继发性甲状旁腺功能亢进的发生。

10.维生素D缺乏的定义与影响

机体中维生素D_2、D_3通过羟化先后转变为25（OH）D和1.25（OH）$_2$D，后者再与维生素D受体结合发挥作用。

1.25（OH）$_2$D在矿物质和骨代谢中发挥重要作用，首先刺激肠道钙吸收，促进远曲小管钙重吸收，抑制近曲小管产生1.25（OH）$_2$D，抑制PTH产生，高浓度的1.25（OH）$_2$D可刺激骨吸收。

如果维生素D水平不足或缺乏，可使骨折风险增加，对抗骨吸收药物反应不佳，使继发甲状旁腺功能亢进、佝偻病骨软化症、低钙血症发生或加重。

维生素D缺乏并非是通过1.25（OH）$_2$D水平来定义的，而是通过25（OH）D水平定义的。25（OH）D ≥ 30ng/mL被认为维生素D充足；20~30ng/mL为维生素D不足；＜ 20ng/mL时为维生素D缺乏。

研究显示，超过60%的慢性肾脏病患者存在25(OH)D不足或缺乏，且发生率随肾功能减低而升高。因此，2017年改善全球肾脏病预后组织（KDIGO）指南推荐，对CKD3a~5D的患者，建议检测25(OH)D。对存在维生素D不足或缺乏者应通过治疗策略纠正。

11.阿法骨化醇与肾脏疾病

研究显示，阿法骨化醇等维生素D类似物是慢性肾脏病-矿物质和骨异常一线用药选择。

慢性肾脏病-矿物质和骨异常（CKD-MBD）患者会继发甲状旁腺功能亢进或甲旁亢持续加重，磷酸盐结合物、钙类似物以及活性维生素D等药物可有益这类患者。其中，阿法骨化醇等多种活性维生素D的效果已获证实。肾小球滤过率（GFR）在6~60mL/min的患者，在应用阿法骨化醇后血清PTH水平较基线降低达50%左右。研究显示，阿法骨化醇与骨化三醇降低PTH疗效相近。进一步研究证实，阿法骨化醇对所有PTH水平的患者均可发挥相同的抑制甲旁亢疗效，且该药静脉注射与帕立骨化醇在降低PTH水平方面疗效相近。

2017年KDIGO指南建议，对CKD 5D期患者，降低PTH的药物无优先顺序，钙类似物、骨化三醇或维生素D类似物均是可接受的一线用药选择。

应用活性维生素D还有其他益处。有研究显示，肾透析患者应用维生素D激活剂的患者因急性呼吸道感染住院的发生率显著降低，且全因死亡率与心血管死亡率也显著降低，提示可带来生存获益。

12.骨质疏松症的治疗

骨质疏松症的危害严重，应该如何治疗呢？

首先应调整生活方式，确保足够营养摄入，特别是要摄入足够的钙质及维生素D营养。在此基础上，骨质疏松症的一线治疗为双磷酸盐、雌激素等。对于合并骨质疏松骨折严重的患者，还可选择甲状旁腺激素（PTH）类药物进行治疗。

除了上述药物，近年来也有新兴药物出现，包括抗RANK配体单克隆抗体地舒单抗（denosumab）。目前认为，该类药物对骨质疏松的改善优于阿仑膦酸钠和唑来膦酸等药物，该药仅需每半年皮下注射1次，大大提高了患者的依从性，从而有助于改善患者的长期预后。

八、糖尿病——甜蜜的健康杀手

北京大学2017年发表的一项关于我国糖尿病预后及治疗方面调查显示，与无糖尿病相比，如果患者50岁时罹患糖尿病，其随后25年的累及死亡率可由38%增加到69%，相当于折寿9年。在已诊断的糖尿病患者中，虽有超过四分之三的患者使用降糖药，但平均水平仍显著超过正常范围。此外，只有极少数患者使用心血管保护药物。

1.解读糖化血红蛋白

新的《糖尿病诊疗指南》把糖化血红蛋白（HbA1c）作为诊断糖尿病的指标之一，切点为6.5%。但临床经常会遇到HbA1c与血糖结果不符合的情况，需考虑血红蛋白异常产生的干扰，如血红蛋白病等。此时，需采取不受干扰的HbA1c检测方法，或通过血糖标准诊断糖尿病。在镰状细胞病、妊娠、血液透析、近期失血、输血或接受促红细胞生成素治疗等导致红细胞更新加快的情况下，应仅使用血糖标准诊断糖尿病。

既往认为，HbA1c是判断血糖控制好坏的金指标，一般患者可把7%作为达标值；如果年龄较小、无明显心脑血管疾病并发症且无明显低血糖发作者，可控制在HbA1c＜6.5%作为目标值；病情较重、容易出现严重低血糖、病程较长者可放宽至HbA1c＜8%。HbA1c监测数每年不应少于两次，如果是调整降糖方案的患者，每年监测次数不应少于四次。需注意晚期肾脏病患者也会影响HbA1c的数值，且存在种族差异。

2.体型肥胖糖尿病患者的管理

首先，应对超重和肥胖的糖尿病患者的饮食、运动及生活方式进行干预，以减重5%为目标。限制饮食热量是成功减重的关键，而饮食结构需要个体化。

一项研究显示，接受强化生活方式干预的肥胖糖尿病患者，随访八年，近50%的患者可达到减重5%的目标，27%的患者减重可达基线水平的10%。并且对血糖控制及心血管事件发病率的降低具有积极意义。

其次，在为超重及肥胖糖尿病患者选择降糖药物时，应考虑对体重的影响，适合于超重者的药物包括二甲双胍类、阿卡波糖类、DPP-4抑制剂类等。对于BMI≥27kg/m^2、饮食及运动干预减重未达标者，可给予减重药物。拟交感胺类药物芬特明37.5mg，每日1次，或8mg每日3次，用于控制体重。2017年推荐的芬特明联合抗癫痫药物托吡酯可作为减重药物长期使用，而目前（2018年）国家食品药品监督管理总局（CFDA）尚未批准临床实践。

第三，关于中重度肥胖需要手术者，我国及亚裔人群治疗建议较欧美裔下调2.5kg/m²，欧美裔手术指征BMI为35.0~39.9kg/m²，而我国和亚裔指征为32.5~37.4kg/m²。即我国及亚裔中重度肥胖2型糖尿病患者在相对低的BMI水平时需要更积极的体重管理措施，包括减重药物、代谢手术等。

3.糖尿病患者的药物治疗

二甲双胍是2型糖尿病患者最常用的药物，但长期使用该类药物要注意补充维生素B₁₂。如果是新诊断的2型糖尿病患者，HbA1c＞10%可考虑首先使用胰岛素治疗，如HbA1c＞9%可考虑联合治疗方案。如果长期需要胰岛素治疗的患者，胰岛素类似物类速效制剂推荐应用，而且胰岛素泵的应用也是必要的。对于合并心脏病的患者，在常规治疗的基础上（生活方式干预+二甲双胍）联合应用药物，如胰高血糖素样肽1（GLP-1）类似物（利拉鲁肽）或SGLT-2抑制剂（恩格列净、坎格列净）可降低主要血管事件和死亡率。

4.二甲双胍对糖尿病合并心衰患者的安全性

关于心衰患者是否可应用二甲双胍一直存在争议，新的指南（2018年）推荐病情稳定且肾小球滤过率估测值（eGFR）＞30mL/（min·1.73m²）的患者可将二甲双胍作为一线治疗药物，进一步确立了该药的临床地位。

原则上有5年以上病程的1型糖尿病患者和2型糖尿病患者均应接受年度糖尿病并发症筛查。

5.糖尿病肾病筛查

新的糖尿病治疗指南（2018年）推荐的糖尿病肾病筛查指标仍为单次尿的白蛋白/肌酐比值，即3~6个月内检查3次随机尿液，如其中两次比值超过30mg/g，且排除发烧、运动、心衰、感染、月经、高血压等因素，即可诊断糖尿病肾病。

导致急性肾损害（AKI）的因素：AKI是指短期内血肌酐急剧上升，GFR急剧下降。常见原因为本身存在慢性肾病、摄入引起肾损伤或肾小球血流灌注下降的药物，如类固醇抗炎药和一些降压药物等。

6.糖尿病眼病筛查

眼底筛查常用的方法是眼底照片，但无法替代全面的眼科检查。如每年进行的眼科检查无视网膜病变证据，且血糖控制良好，可1~2年进行1次眼底筛查。处于备孕状态或妊娠期者应及早进行眼底筛查。

7.糖尿病周围神经病变筛查

除传统筛查周围感觉神经病变、运动神经病变外，还应注重自主神经病变的筛查，尤其是合并其他微血管并发症的患者。所有患者每年应接受全面的足部检查，以确定溃疡及截肢的风险因素，包括询问溃疡、截肢及夏科氏足等病史，血管成形术或血管外科治疗史，吸烟史，视网膜病变史以及肾脏透析史等，并评估目前的神经及血管病变状况。

8.糖尿病治疗再思考

本人从事糖尿病诊疗临床工作数十年，对糖尿病及其众多并发症的治疗有一些经验并有专著发表，在此简单谈几点治疗体会。

（1）糖尿病是终生性疾病，但不一定需要终生药物治疗。

本人的经验是：多数糖尿病患者（除非到了生命终期或1型糖尿病患者），经过积极系统治疗都可将血糖控制在正常或接近正常状态，其中部分患者可达到临床治愈（长期不使用任何降糖措施，血糖维持在正常水平）。

（2）糖尿病治疗是个整体性和系统性问题。

除了高血糖，其他合并存在的异常状态也要同时处理好，比如高血压、高脂血症、高尿酸血症、高同型半胱氨酸血症、心脏病、肾脏病变等，并且在处理过程中要考虑药物及治疗手段间的相互作用，要将副作用降到最低，或尽可能将副作用相互抵消。

（3）患病是件坏事，但任何事情都是辩证的。如果因为患病而"因祸得福"，则可反败为胜。因此，患病后对待疾病的态度与处理方法非常重要。

（4）对于内分泌（或糖尿病专科）医生来说，很少有血糖控制效果差者。如果长期治疗血糖仍然控制欠佳，要积极寻找原因，是方法欠妥还是患者依从性差，是否还存在其他影响治疗效果的因素等，而不是任其发展下去。因为一旦出现严重并发症则再高明的医生也会无能为力，比如严重视网膜病变及失明、严重广泛性动脉粥样硬化等。

九、健康从青少年做起

全球儿童青少年BMI（体重指数）变化趋势显示，亚洲儿童及青少年的BMI增速已超过高收入国家，并且将在2022年左右超过中重度体重不足人数。也就是说，今后我们周边人群的营养过剩者将超过营养不良者。因此，目前青少年超重与肥胖既是个健康问题也是个社会问题，需要家庭、医生与社会联合起来共同应对。

十、心血管疾病与健康

1.心血管疾病健康的大敌

研究显示，心血管疾病（cardiovascular diseases，CVD）、肿瘤、糖尿病、呼吸系统疾病这四种慢性病导致的死亡人数占总死亡人数的86.6%，其中心血管疾病的发病率仍不断增高，发病年龄有所提前。CVD与动脉粥样硬化有关，相关因素可达300余种。主要危险因素有年龄、性别、家族史、吸烟、高血压、糖尿病、脂代谢紊乱等；潜在危险因素包括肥胖、胰岛素抵抗、糖代谢异常、凝血因子升高、慢性炎症、睡眠呼吸障碍等；社会经济/心理行为因素包括不健康饮食习惯、饮酒、缺乏锻炼、教育程度、经济收入、职业、性格类型、精神状态等。新近报道的危险因素，如高敏C-反应蛋白（hs-CRP）、纤维蛋白原、脂蛋白α、同型半胱氨酸、脂蛋白相关性磷脂酶A2（Lp-PLA2）

等，在心血管疾病的治疗及防治中均需予以考虑。CVD的发病是多个危险因素共同作用的结果，与危险因素的数目、程度及危险因素作用于机体的持续时间等相关。

常见的CVD包括高血压病、各种类型的心律失常、冠心病、心功能不全、心肌病、心肌炎、心脏骤停或心源性猝死、肺动脉高压、心脏瓣膜病、心包炎、动脉粥样硬化、深静脉血栓形成等。

当罹患心血管疾病后，一方面要规范、合理治疗（心血管医生根据病情制定方案）；另一方面要遵从营养治疗原则，以期达到改善血脂代谢、减轻延缓动脉粥样硬化、巩固治疗效果的目的。其中，营养治疗原则为：

（1）食物多样化，避免偏食，主食粗细搭配。

（2）蔬菜（400~500g/d）与水果（200~400g/d）要足量，有益于心血管的蔬菜有绿叶菜、十字花科蔬菜、豆类、番茄等。

（3）膳食纤维要足量，每天不低于25~30g，从蔬菜、水果和全谷类食物中获取。

（4）清淡饮食，限盐，每天食盐不超过6g，包括味精、防腐剂、酱菜、调味品中的食盐，提倡食用高钾低钠盐（肾功能不全高钾血症者禁）。

（5）总热量摄入要平衡，保持合理体重，BMI在18.5~24.0kg/m^2。

（6）低脂饮食，膳食中脂肪热量所占比例不超过30%，其中饱和脂肪酸不超过10%，后者多存在于肥肉、肉类食品和奶油中。严格限制反式脂肪酸摄入，所占热量低于1%，其见于人造黄油、酥油及煎炸食品。

（7）食用油以单不饱和脂肪酸（MUFA）含量较高的植物油为宜，如山茶油、橄榄油等。橄榄油富含维生素E，可减轻血管壁炎性反应，具有一定的抗氧化作用，有益健康。研究证实，以此为主要食用油的人群，心脏病的发生率较低，与MUFA可降低LDL的氧化敏感性、保护血管内皮和降低血管高凝状态有关。

每日食用油量应控制在20g~30g。尽量不食用椰子油和棕榈油。

（8）多不饱和脂肪酸（PUFA）所占比例应较大（总能量的6%~10%），每周食用鱼类应超过两次，每次150~200g，相当于200~500mg的EPA（二十碳五烯酸）和DHA（二十二碳六烯酸，俗称脑黄金）。

（9）低胆固醇饮食有益健康，膳食胆固醇摄入量不应超过300mg/d。应限制富含胆固醇的动物性食物，如肥肉、动物内脏、鱼子、鱿鱼、蛋黄等。当然，富含胆固醇的食物大多富含饱和脂肪，选择食物时应一起考虑。

2.单纯抗炎可减少心血管事件

2017年，欧洲心脏病学会（ESC）发布的CANTOS研究首次证实，对既往心肌梗死和高敏C-反应蛋白（hs-CRP）水平较高患者实行以白细胞介素（IL）-1β为靶标的抗感染治疗，可以显著降低心血管事件的发生，且独立于血脂水平。

3.阿司匹林肠溶片的应用

对于已经确诊的动脉硬化性心血管疾病（ASCVD）患者，应用阿司匹林可减少不良心血管事件的发生。但对于没有出现ASCVD者应用阿司匹林是否有益，国内外学者仍存在争议。因此，对于预防性长期使用阿司匹林仍持谨慎态度。目前推荐对于排除出血高风险后，建议未合并ASCVD、但心血管风险明显增加的糖尿病患者接受阿司匹林治疗。

4.心衰患者的治疗与健康

心功能不全（心衰）患者在生活中较常见，不仅常见于年龄大、并发症多的老年患者，也常见于一些貌似"健康"的青壮年。这些患者不仅生活质量明显下降，且发生危险的概率也明显增加。这些患者多表现为胸憋、气短、乏力、浮肿等，夜间平卧位尤甚。

一些药物长期应用对心衰患者有利，如β受体阻滞剂可降低心衰患者死亡率达35%~40%，血管紧张素转换酶抑制剂（ACEI）/血管紧张素受体拮抗剂（ARB）可降低30%左右，醛固酮受体拮抗剂（MRA）为20%左右，依法布雷定（第一个窦房结If电流选择性抑制剂）、血管紧张素受体脑啡肽酶抑制剂（ARNI）为15%以上。尽管近年来心衰治疗的手段在增加，但近10年来心衰患者的1年死亡率仍然在29%左右，5年死亡率在52%左右，与20年前相比无下降趋势。其中原因值得进一步探讨。

十一、脑血管疾病与健康

2017年中国卒中流行病学专项调查（NESS-China）显示，中国卒中患病率在过去30年呈上升趋势，农村地区尤为突出。卒中患病率、发病率、死亡率在中国呈由东北向西南梯度式下降，东北部和中部地区最高。

1.急性缺血性脑卒中治疗进展

2018年，DEFUSE3研究旨在明确距最后正常时间6~16小时的大血管（颈内动脉或大脑中动脉）闭塞患者是否可从取栓治疗中获益，结果显示，取栓治疗可使严重致残率和死亡率显著下降。

关于取栓治疗与年龄的关系，研究显示，随着年龄的增加，取栓治疗的获益下降。但无论是小于80岁的患者，还是大于80岁的患者都可从取栓治疗中获益。

关于治疗效果与时间的关系，该研究显示，自发病至平均10小时50分内，取栓治疗不影响预后。但随着时间的延长，未采用取栓治疗者预后明显下降。因此，如果说在时间窗内"时间就是大脑（time is brain）"、在时间窗外"影像学评估就是大脑（imaging is brain）"并不为过。

2.缺血性脑卒中急性期静脉溶栓药物的治疗效果

EXTEND-IA TNK研究显示，对于大血管闭塞的卒中患者，替奈普酶可显著改善取栓治疗前的血管再通率（优于阿替普酶），每治疗9.1例患者即可避免1例患者接受血管内治疗。此外，给药方便也是该药优选的理由。

3.轻型脑卒中和短暂性脑缺血发作治疗新进展

轻型卒中和短暂性脑缺血发作（transient ischemic attack，TIA）是最常见、最不稳定的缺血性脑血管病，是重要的医学急症。2013年的CHANCE研究显示，与阿司匹林单药治疗相比，24小时内应用氯吡格雷与阿司匹林联合治疗方案可降低轻型脑卒中和TIA患者的卒中复发风险。

2016年公布的CHANCE研究中国脑血管病药物基因组研究结果证实，急性缺血性轻型卒中或TIA患者应用氯吡格雷的治疗效果受基因的影响。我国近一半的患者因携带CYP2C19功能缺陷等位基因而未能发现从二者联合治疗中获益。替格瑞洛不经CYP2C19相关代谢酶代谢，可与P2Y12受体可逆性结合，用于急性冠脉综合征治疗，疗效优于氯吡格雷。

4.如何提高卒中防治实效

心脑血管疾病已成为世界范围内的主要死亡原因之一，在我国则居首位，心脑血管疾病虽然危害巨大，但可防可治。过去40年间，心脑血管疾病死亡率在发达国家降低了50%，然而在我国却增加了一倍。究其原因，与有效防治措施未充分应用有关；与院前、院中、院后防治分工不明确，缺乏分工协作有关；与公共教育普及不足、防控知晓率低有关。

原因清楚了，措施也就明确了。

一是加强宣传教育，倡导科学生活方式，包括戒烟限酒，控制血压、血糖、血脂、肥胖，限盐，控制体重等。

二是一级预防（未出现严重并发症者）。研究显示，就低风险的人而言，预防性使用阿司匹林是无效的。对于心脑血管疾病危险性高

（10年风险≥10%）、女性、糖尿病患者推荐预防性使用阿司匹林，其获益会超过相关风险。无症状性颈动脉狭窄患者应每天服用阿司匹林和他汀类降脂药物；即将接受颈动脉内膜剥脱术的患者，除非有禁忌证，否则术前、术后都必须使用阿司匹林。

对于房颤患者，研究显示，约20%的缺血性卒中由心源性栓子造成，约40%不明原因的卒中可能是心源性卒中。与非心源性栓子相比，心源性卒中患者入院时神经功能缺陷更严重，出院时和出院后6个月预后更差。对于瓣膜性房颤患者，推荐长期口服抗凝药物华法林，且国际标准化比值（INR）在2.0~3.0之间；对于非瓣膜性房颤患者，可选择华法林或其他新型抗凝药物。

三是二级预防（已经出现各种并发症者）。二级预防的目的是有效降低病死率，防止卒中复发。该类患者包括急性缺血性卒中（AIS）患者，国内外治疗指南都强调抗血小板治疗的地位，尤其是双联抗血小板治疗的必要性。

对于心源性栓塞患者，指南强调不建议为了预防早期卒中复发、阻止神经功能恶化或改善卒中预后而进行紧急抗凝治疗，建议对于大多数合并房颤的AIS患者，在发病后4~14天内口服抗凝药治疗；对于合并出血性转化的AIS患者，应根据具体情况和潜在适应证开始或继续进行抗血小板或抗凝治疗。

注意该类患者复发和出血转化风险较高，需要严格平衡风险及掌握抗凝时机。

十二、甲状腺疾病与健康

常见的甲状腺疾病容易鉴别及处理，比如典型甲状腺功能亢进和甲状腺功能减退。但临床实际中症状不典型者往往较常见，容易误诊与漏诊。

1.甲状腺结节会癌变吗

目前，甲状腺结节的检出率日益增加。研究表明，甲状腺瘤样结节与甲状腺乳头状癌两者在遗传进化上完全不相关，甲状腺癌更倾向于从正常甲状腺直接发展而来，而不是由良性结节进一步演变而成。因此，在确诊良性结节后，不用担心其演变为甲状腺癌，只要随访观察即可。此外，与其他恶性肿瘤相比，绝大多数甲状腺乳头状癌在遗传进化上恶性程度不高。

2.基因组学方法检测甲状腺结节具有独特优势

甲状腺结节经细针穿刺（FNA）、细胞学检查是鉴别结节性质的重要手段，但仍有约20%的患者无法确诊。近期研究显示，多基因分类（GC）检测对于细胞学性质未明的甲状腺结节具有高灵敏度/阴性预测值（NPV）和较高的特异度/阳性预测值（PPV），可使多数（61%~82%）经细针及细胞学检查未能明确诊断的患者避免诊断性手术。

3.老年甲状腺功能减退症不易识别

老年甲状腺功能减退症状可不典型，可表现为贫血、皮肤易出现瘀斑及出血倾向；心脏扩大，血压偏低，心动过缓及心包积液，因合并高脂血症而容易出现冠心病等心血管疾病；可表现为智力减退、反应迟钝、记忆力下降等脑血管病表现；也可出现痴呆、幻觉、妄想甚至精神失常等精神及神经系统疾病表现；还可表现为消化不良、腹胀、便秘甚至假性肠梗阻等消化症状及体征；也可出现肌痛强直、痉挛，关节疼痛肿胀、僵硬和假性痛风等肌肉及骨关节系统疾病表现；也可出现多发浆膜腔积液，以及男性阳痿、女性性欲减退等。

当老年患者出现上述不典型表现而相应治疗效果欠佳时，要考虑甲状腺功能减低的可能性。尤其是该病起病缓慢，难以估计时日，症状表现不一。对于怕冷、乏力、皮肤粗糙，尤其是既往有甲状腺疾病、手术及放射史者更应提高警惕。其诊断以TSH最为敏感，是早期诊断的特异性指标，也是治疗过程中随访、调整用药的良好指标。此外，血清游离T_3、T_4也是较敏感的指标，尤其在继发性甲减患者中。

4.亚临床甲状腺功能减低与健康

临床经常会见到有些患者血清促甲状腺激素（TSH）轻度升高，而甲状腺激素（FT_4、FT_3）水平正常，患者无典型甲状腺功能减退症状，或表现轻微，称为亚临床甲状腺功能减退症（简称亚甲减）。随着检验方法的不断改进，此类患者的检出率呈明显上升趋势，且亚临床甲减患者高于亚临床甲亢者，人体总体患病率为2%~8%，60岁以上女性患病率高达26%，74岁以上的男性患病率与女性相仿。有甲亢病史、1型糖尿病、甲状腺疾病家族史和颈部放射线治疗史者，亚甲减发病率明显增加。约20%服用甲状腺药物的患者发生亚甲减。其中75%的亚甲减患者仅有轻度TSH升高（5~10mU/L）；50%~80%抗甲状腺过氧化酶抗体（TPO-A）阳性，与年龄、性别和血清TSH水平相关；甲状腺结节的发生率是一般人群的两倍。亚甲减在不育和多囊卵巢综合征患者中发病率较高，可导致子代精神神经发育的不可逆损害。其中每年有2%~5%发展为临床型甲状腺功能减退症。

亚甲减通常无症状，仅约30%的患者可表现为某些症状，如皮肤干燥（28%）、记忆力差（24%）、反应迟钝（22%）、肌无力（22%）、疲乏（18%）、肌肉抽搐（17%）、畏寒（15%）、眼睑水肿（12%）、便秘（8%）、声音嘶哑（7%）等。因手术、放疗导致者常无甲状腺肿大，而其他原因导致者常有。其中，亚甲减常常伴有血清总胆固醇（TC）和低密度脂蛋白胆固醇（LDL-C）升高，以及高密度脂蛋白胆固醇（HLD-C）降低，其被广泛认为是心血管疾病的危险因素。研究发现，THS每升高1mU/L，TC升高0.09~0.16mmol/L，而TSH与LDL-C的关系在胰岛素抵抗患者中更加密切。

此外，亚甲减患者也可表现为血管内皮功能异常，如血流介导和内皮依赖的血管舒张功能受损，且该类患者大动脉硬化及心肌梗死的患病率更高。因此，该类患者应引起医患的共同重视。

5.甲减患者要多吃含碘多的食物吗

除非在缺碘地区，一般不需要。

碘的摄入量与甲减的发生发展密切相关，甲减患者碘的摄入量应维持尿中的碘含量在安全范围内，即100~200μg/L，这是防治甲减的基础，特别是有遗传背景、甲状腺自身抗体阳性与亚甲减者。

十三、高尿酸血症、痛风与健康

（一）关于高尿酸血症

高尿酸血症在我国的发病率（约1.8亿）仅次于高血压（两亿）和高脂血症（两亿），明显高于糖尿病患者（1.14亿）。长期血尿酸增高，不仅可导致痛风反复发作，诱发急性痛风性关节炎，导致关节变形，还可导致肾功能受损、心脏病、心力衰竭、脑血管疾病（老年痴呆、帕金森病）、糖尿病等疾病的发生及加重。因此，罹患高尿酸血症后一定要引起重视，根据病情予以积极治疗。

1. 高尿酸血症的定义

正常饮食状态下，非同日两次空腹血尿酸水平：男性＞420μmol/L，女性＞360μmol/L，即为高尿酸血症。

2. 尿酸的正常代谢

正常人体内尿酸平均为1200mg，每日可产生并排出尿酸约750mg，其中1/3分泌进入肠道后被细菌分解，经肠道排出（特别是发生肾衰竭后，该排泄途径成为机体一个重要的防御机制）；2/3经肾脏排泄，其中大部分以游离尿酸盐形式随尿排出，少部分由白细胞内的过氧化物酶降解为尿囊素和一氧化碳排出体外。

3. 导致高尿酸血症的原因

内源性（体内氨基酸、核苷酸及其他小分子化合物合成的核酸分解代谢）约占80%，外源性（富含嘌呤或核蛋白的食物）约占20%。缺氧、某些糖类的代谢、正常人剧烈运动和代谢性疾病患者中度运动时，血中尿酸可迅速增加。

4.高尿酸血症的发生机理

（1）在原发性痛风中，80%~90%的直接发病机理是肾小管对尿酸盐的清除率下降，主要环节是肾小管的分泌下降，也包括重吸收升高。正常人每天血尿酸的生成与排泄处于动态平衡，生成过多约占10%，排出减少约占90%。实际上临床排泄减少与生成增多常同时发生。

（2）酗酒可促进腺嘌呤核苷酸转化而使尿酸增多。

（3）饥饿可使血浆乙酰乙酸和β-羟丁酸水平增加而导致高尿酸血症。

（4）饥饿、摄入大量乙醇和高嘌呤、高蛋白饮食，可引起血尿酸迅速增加而诱发痛风。

（5）酶的缺陷可导致尿酸生成增多。可能的缺陷有5-磷酸核糖-1-焦磷酸（PRPP）合成酶活性增高，使PRPP的量增加；磷酸核糖焦磷酸肽胺转移酶的浓度和活性增高；次黄嘌呤-鸟嘌呤磷酸核糖转移酶部分缺乏；黄嘌呤氧化酶活性增加等，这些缺陷多属X连锁遗传。

（6）"三高"（高血压、高血糖、高脂血症）导致高尿酸血症的原因如下。

①胰岛素抵抗→高胰岛素血症→影响近端肾小管尿钠排泄，同时尿酸排泄减少→血尿酸升高。

②高龄、高血压、肾动脉硬化→肾小管缺血、缺氧→排泄尿酸能力降低→血尿酸升高。

③高甘油三酯血症时与葡萄糖竞争进入细胞内→葡萄糖氧化和利用障碍，甘油三酯分解为游离脂肪酸，在周围组织中干扰胰岛素与受体的结合→脂肪细胞增生、肥大→胰岛素受体数目和活性降低→胰岛素抵抗增强→糖酵解过程的中间产物向磷酸核糖及磷酸核糖焦磷酸转移→血尿酸生成增多，同时也使磷酸甘油积聚→甘油三酯浓度增加。

④胰岛素抵抗增加肝脏的脂肪合成，导致嘌呤代谢紊乱，使尿酸增高，相互作用形成恶性循环。

5.高尿酸血症的饮食与生活方式

（1）维持每日尿量2000~3000mL。水果富含钾元素及维生素C，可降低痛风发作风险，可食用含果糖的水果，如樱桃、草莓、菠萝、西瓜、桃子等（血糖增高者，需根据血糖情况确定）。

（2）建议每周进行至少150分钟有氧运动（避免剧烈运动及突然受凉）。

（3）控制体重在正常范围：18.5~24kg/m²。

（4）主动和被动吸烟都会增加发病风险。

6.血尿酸的达标值是多少

（1）血尿酸5mg/dL（300μmol/L）：为出现痛风石、慢性痛风性关节炎或痛风性关节炎频繁发者的治疗目标。不建议血尿酸（SUA）降至180μmol/L以下。

（2）血尿酸6mg/dL（360μmol/L）：高尿酸血症及痛风患者的长期控制目标。

（3）血尿酸7mg/dL（420μmol/L）：痛风性关节炎发作≥2次；或发作1次，且同时合并以下任何一项：年龄<40岁，有痛风石或关节腔痛风石沉积证据及心、脑、肾相关疾病，开始降尿酸治疗。

（4）血尿酸8mg/dL（480μmol/L）：合并心、脑、肾相关疾病，立即开始药物降尿酸治疗。

（5）血尿酸9mg/dL（540μmol/L）：立即开始药物降尿酸治疗（无论是否有危险因素）。

（二）关于痛风

1.痛风的分期

痛风分可为四期：①无症状高尿酸血症期。②痛风性关节炎急性发作期。③痛风性关节炎发作间歇期。④慢性痛风性关节炎期。

2.痛风的诊断要点

痛风性关节炎：中青年男性多见，常首发于第一跖趾关节或踝膝关节。

痛风石：未经治疗的患者首发症状后20年，约70%可出现痛风石，常出现于第一跖趾关节、耳郭、前臂伸面、指关节、肘关节等部位。

关节液检查：急性期关节滑囊液偏振显微镜下可见双折射的针形尿酸钠晶体，具有确诊价值。

X线：早期可见软组织肿胀，反复发作可见关节软骨缘破坏、关节面不规则、关节间隙狭窄，痛风石沉积者可见骨质呈凿孔样缺损。

3. 有关痛风的大数据

（1）发病年轻化趋势。

（2）男性发病率明显高于女性（14.7 ：1）。

（3）半数患者BMI超重，超半数患者（70%）不吸烟（吸烟时间与血尿酸升高呈正相关）。

4. 痛风与阿尔茨海默病和帕金森病

（1）尿酸水平与神经系统疾病关系较为复杂。

（2）轻度认知功能障碍和阿尔茨海默病患者血尿酸水平较正常人低。

（3）尿酸水平升高有助于减少阿尔兹海默病的发生，保护阿尔兹海默病患者的认知功能。

（4）血尿酸水平过低会加重轻度认知功能下降的风险。

（5）血尿酸水平高的人发生帕金森病的风险较低，尿酸水平增高有助于减少帕金森病的发病率和延缓其进展。

（6）生理浓度的血尿酸水平对神经系统有一定的保护作用，将血尿酸水平控制在合理水平有助于整体健康。

5. 代谢综合征、肥胖与高尿酸血症

（1）肥胖（尤其是腹型肥胖）与高尿酸血症关系密切。

（2）肥胖相关的轻度慢性炎症和胰岛素抵抗状态可增加HUA和痛风的风险。

（3）减轻体重，特别是减少腹围是非药物治疗降低尿酸水平的有效方法。

（三）治疗

1.痛风急性期的药物治疗

目的：迅速控制关节炎症状，在发作12小时内尽早用药。用药越早，效果越好。

（1）秋水仙碱用法：首剂1mg，1小时后0.5mg，12小时后0.5mg，每日1~3次，连续7~14天。

常见恶心、呕吐、腹泻、腹痛等胃肠反应，症状出现时应立即停药。少数患者可出现肝功能异常、转氨酶升高，超过正常两倍时须停药。

（2）非甾体类抗炎药（NSAIDs）使用：若无禁忌证，早期应足量应用速效NSAIDs制剂。

活动性溃疡病/出血，或既往有反复发作性消化道溃疡/出血病史者，为所有NSAIDs使用禁忌证；需监测肾功能，严重慢性肾病（G4-5期）未透析患者不建议使用。

（3）COX-2（选择性环氧酶Ⅱ）抑制剂：可使心血管事件的危险性增加，合并心梗、心功能不全者应避免使用。

（4）糖皮质激素使用：①用于严重急性痛风发作伴有较重全身症状者。②秋水仙碱、NSAIDs治疗无效或使用受限的患者及肾功能不全者。③避免使用长效制剂。

（5）新药IL-1受体拮抗剂：NSAIDs、秋水仙碱或糖皮质激素治疗无效的难治性急性痛风患者，或使用上述药物有禁忌时，可考虑。

2.解热镇痛抗炎药与抗痛风药

解热镇痛抗炎药的解热、镇痛和抗炎作用机理在于抑制前列腺素合成所必需的环氧酶（COX），干扰前列腺素合成。

近年研究证实，COX（环氧酶）有两种同工酶，即COX-1和COX-2，与调节血管舒缩、血小板聚集、胃黏膜血流、胃液分泌及肾脏功能相关，主要具有生理性保护作用。

COX-2为诱导型，在炎症时由多种损伤因子和细胞因子诱导表达，可促使合成相应PGs（前列腺素），参与发热、疼痛、炎症等病理过程。

（1）非选择性环氧酶抑制药：如阿司匹林、对乙酰氨基酚、吲哚美辛、吡罗昔康、双氯芬酸。

（2）选择性诱导型环氧酶抑制药：如塞来昔布、尼美舒利、美洛昔康。

（3）抗痛风药：如秋水仙碱、别嘌醇。

3.痛风急性发作的治疗

（1）首选口服小剂量秋水仙碱：0.5~1.0mg/d，轻度肾功能不全无须调整剂量，需定期监测肾功能；中度肾功能不全剂量减半；重度肾功能不全或透析患者禁用。

（2）其选NSAIDs：使用时关注胃肠道、心血管、肾损伤等不良反应，冠心病患者慎用。

（3）疗效不佳或有禁忌证时，改用小剂量糖皮质激素：小剂量泼尼松或泼尼松龙（≤10mg/d），同时注意预防及监测骨质疏松等不良反应。

（4）预防：预防治疗维持3~6个月，根据痛风性关节炎发作情况调整。

4.降尿酸药物的作用机理

（1）促尿酸排泄药物：选择性使用URAT-1（人尿酸盐转运蛋白1）抑制剂苯溴马隆。该药可选择性抑制位于近曲小管刷状缘的URAT-1对尿酸的重吸收，促进尿酸随尿液排出，从而达到降低血尿酸的目的。尿酸性肾结石者禁用。

（2）抑制尿酸生成药物：别嘌醇和非布司他。

5.尿尿酸的测定意义

低嘌呤饮食5天，留取24小时尿。24小时尿正常水平为1.2~2.4mmol

（200~400mg）。尿酸排泄率大于3.6mmol（即>600mg）为尿酸生成过多型（约占10%）；小于3.6mmol（即<600mg）为尿酸排泄减少型（约占90%）。可指导临床用药。

6.降低血尿酸药物的应用指征与种类

降血尿酸药物包括抑制尿酸生成和促进尿酸排泄两种，均应在急性发作平息至少两周后应用，从小剂量开始，逐渐加量。根据血尿酸水平，在数月内调整至最小有效剂量并长期甚至终生维持。仅在单药疗效差、血尿酸明显升高、痛风石大量形成时可合用两类降尿酸药物。

（1）抑制尿酸生成药：①别嘌呤醇。②非布司他。

（2）促进尿酸排泄药：①苯溴马隆。②丙磺舒。③磺吡酮。④尿酸氧化酶：拉布立酶、聚乙二醇化重组人尿酸氧化酶、配戈洛酶。

7.关于联合用药

如果单药不能使血尿酸达标，可考虑联合用药：1或2联合3或4或5或6。其他药物为合理补充，如氯沙坦、非诺贝特等。

8.急性尿酸性肾病的治疗特点

（1）临床表现：多见于肿瘤溶解综合征，可发生尿路梗阻、尿痛、少尿或无尿。

（2）临床诊断：急性肾损伤合并血尿酸显著升高（>900μ/L）应考虑急性尿酸性肾病，确诊常需肾活检、排除小管间质性肾炎。

（3）治疗原则

①急性尿酸盐肾病通常可逆，重在预防。

②首选重组尿激酶或黄嘌呤氧化酶抑制剂，将血尿酸控制在300μmol/L以下。

③紧急治疗措施包括：严格低嘌呤饮食、水化治疗（每日液体摄入量应达3000mL）。

④降尿酸治疗：治疗前血尿酸<480μmol/L、肾功能无严重受损且发生肿瘤溶解综合征的风险为中低度患者可采用别嘌呤醇治疗；治疗

前血尿酸水平已明显升高患者建议选用尿激酶治疗。

必要时血液透析治疗。

9. 慢性肾功能不全合并高尿酸血症的用药

（1）G4~G5期CKD痛风发作时，不宜使用NSAIDs，可给予糖皮质激素短期口服或关节内注射，可根据eGFR的情况采用低剂量秋水仙碱。

（2）肾功能受损可增加别嘌呤醇的毒性，需从小剂量开始使用。

（3）非布司他在G1~G3期CKD患者无须调整剂量，G4~G5期患者（eGFR<30mL/min）谨慎使用。

（4）苯溴马隆50mg/d，G1~G3期CKD患者无须调整剂量，尿酸性肾石症和重度肾功能不全（eGFR<20mL/min）者禁用。

10. 慢性尿酸盐肾病的治疗

（1）临床表现：夜尿增多、低比重尿、小分子蛋白尿等提示存在慢性尿酸盐肾病。

（2）临床诊断：在排除其他慢性肾病后可考虑确诊，但确诊往往需要肾活检证实肾组织中有尿酸盐结晶沉积。

（3）治疗原则

①出现肾功能损伤（G2级及以上）、尿酸盐肾石症患者血尿酸超过480μmol/L即应开始降尿酸治疗，治疗目标<360μmol/L。

②合并严重痛风患者应严格控制血尿酸水平，治疗目标<300μmol/L，但不建议降至180μmol/L以下。

11. 痛风合并高血糖的治疗

（1）血尿酸水平增高，可增加患2型糖尿病的风险（95%）。

（2）高尿酸血症是糖尿病发病的独立危险因素，血尿酸每增加1mg/dL，糖尿病患病风险增加17%（换算系数为60）。

（3）高尿酸血症是糖尿病肾病进展与恶化的重要预测因子。

（4）如血尿酸>480μmol/L，应立即开始降血尿酸治疗。

（5）血尿酸水平并不改变胰岛素的敏感性。

12.痛风合并高脂血症的治疗

（1）高甘油三酯血症是发生高尿酸血症的独立预测因素。

（2）阿托伐他汀、辛伐他汀和非诺贝特具有一定的降尿酸作用。

（3）可考虑使用阿托伐他汀治疗高尿酸血症合并高胆固醇血症或动脉粥样硬化，非诺贝特治疗高尿酸血症合并高甘油三酯。

13.痛风合并高血压的治疗

（1）高尿酸血症是高血压的独立危险因素。

（2）血尿酸水平是高血压发病、长期血压变化及预后的独立预测因子。

（3）血尿酸水平每增加$60\mu mol/L$（1mg/dL），高血压发生风险增加15%~23%。

（4）优先考虑利尿剂以外的降压药物，如氯沙坦、氨氯地平等。

14.痛风合并冠心病的治疗

（1）高尿酸血症是女性全因死亡和冠心病死亡的独立危险因素。

（2）高尿酸血症对男性与女性冠心病发生和预后的影响不同，可能与雌激素水平影响有关。

（3）药物治疗

①应考虑冠心病一级预防与二级预防药物对血尿酸的影响。

②不建议停用阿司匹林，建议碱化尿液，多饮水。

③阿托伐他汀有较弱的降尿酸作用。

（4）大规模临床研究显示，高尿酸血症可增加13%的冠心病发生率，增加27%的死亡率。血尿酸每增加1mg/dL，冠心病死亡风险增加13%，且女性更明显。

15.痛风合并心力衰竭的治疗

（1）血尿酸水平是慢性心功能不全（CHF）预后不佳的独立预测因子。

（2）高尿酸与心衰失代偿患者的短期预后不良（院内死亡）及长期预后不良（心源性死亡和心衰再次入院）相关。

（3）高尿酸血症患者降尿酸治疗后，全因死亡风险可降低40%。

（4）药物治疗

①长期使用排钾利尿剂（氢氯噻嗪）可诱发或加重高尿酸血症。

②首选非噻嗪类利尿剂，同时摄取适量水分并碱化尿液。

③可优先使用苯溴马隆，注意非布司他心血管风险。

16. **痛风与缺血性脑卒中**

（1）血尿酸>420μmol/L是脑卒中的独立危险因素。

（2）血尿酸水平与脑卒中后早期死亡风险呈正相关。

（3）急性脑卒中患者血尿酸水平增高是卒中复发的独立危险因素。

（4）药物治疗：①降尿酸治疗起始为>480μmol/L。②急性脑卒中血尿酸250~380μmol/L预后良好。

（5）仅对急性缺血性脑卒中溶栓者建议短期内将血尿酸保持在较高水平，有助于改善临床症状及预后。

（6）用药时应充分考虑阿司匹林及阿托伐他汀等药物对血尿酸的影响。

十四、脂肪肝与健康

脂肪肝病（fatty liver disease）是以肝实质细胞脂肪变性和脂肪贮积为特征的临床病理综合征。如无过量饮酒史，称非酒精性脂肪肝病（nonalcoholic fatty liver disease，NAFLD），包括单纯性脂肪肝、非酒精性脂肪性肝炎（nonalcoholic steatohepatitis，NASH）、非酒精性脂肪性肝纤维化和肝硬化；因长期大量饮酒导致的称酒精性肝病（alcoholic liver disease，ALD），包括酒精性脂肪肝、酒精性肝炎、酒精性肝纤维化和肝硬化。

普通人群中，NAFLD的患病率高达20%~30%，与代谢综合征关系密切，后者是以胰岛素抵抗为中心环节，同时伴有高血糖、高血压、肥胖、高甘油三酯，以及低密度脂蛋白和高密度脂蛋白等多种代谢异常的综合征。目前，该类患者不仅发病率增长迅速，而且呈低龄化趋势；不仅本身可导致严重疾病及危险发生，如肝硬化、肝昏迷、消化道出血、诱发肝癌等，在心脑血管疾病的发生发展中也有重要作用，极大地危害机体健康。

（一）非酒精性脂肪肝病

非酒精性脂肪肝（nonalcoholic fatty liver disease，NAFLD）分为原发性与继发性。前者与胰岛素抵抗和遗传易感性有关；后者与药物、全胃肠外营养、减肥后体重急剧下降、工业毒物等有关。

各种原因导致的肝细胞内甘油三酯（TG）异常堆积：①高脂血症及外周脂肪组织分解增加，导致游离脂肪酸（FFA）输送入肝细胞增多。②线粒体功能障碍，导致FFA在肝细胞小立体内氧化磷酸化减少，转化为TG增多。③肝细胞合成FFA和TG能力增强。④极低密度脂蛋白（VLDL）合成或分泌不足导致TG转运出肝细胞减少，结果致使中性脂肪为主的脂质在肝细胞内异常沉积。

其发病过程可用"二次打击"学说来解释。肥胖、2型糖尿病、高脂血症等伴随的瘦素及胰岛素抵抗，可引起肝内脂肪堆积（单纯性脂肪肝），此为"初次打击"；脂肪堆积的肝脏发生慢性炎症反应，脂质过氧化损伤，微粒体、线粒体功能受抑，干细胞凋亡、星状细胞激活，诱发炎症与纤维化，此为"二次打击"。THF-α、IL-6产生增加，脂联素减少，肠道菌群紊乱均参与NAFLD的发病。另外，遗传基因多态性与NAFLD发病也有密切联系。

该类患者绝大多数无任何症状，仅在常规体检中发现肝大或转氨酶等轻中度升高（ALT、AST、γ-GT），也有可能在超声或CT检查中发现。部分患者可有右上腹轻度不适或胀痛等非特异性症状，严重脂肪肝可出现瘙痒、食欲缺乏、恶心、呕吐等，失代偿肝硬化则可出现黄疸、腹水、食管胃底静脉破裂大出血、肝性脑病等。约一半患者可有肝大、表面光滑、边缘圆钝、质地正常或稍硬，无明显压痛。少部分患者有肝掌、蜘蛛痣等慢性肝病表现。

1.实验室检查

血清转氨酶（ALT/AST）上升2~5倍，常见于NASH患者，其AST/ALT>1，但一般不会>2，ALT与脂肪性肝炎和纤维化程度之间不存在相关性。<50%的NAFLD患者碱性磷酸酶（ALP）、γ-谷氨酰转肽酶（GGT）可升高2~3倍。肝硬化和肝功能衰竭时，可出现血清白蛋白和凝血酶原时间异常，常早于血清胆红素的升高。10%~15%的患者抗核抗体（ANA）阳性，30%~50%的NASH患者存在糖耐量异常，20%~80%的患者存在高脂血症。此外，转铁蛋白与尿酸也可升高。

2.辅助检查

（1）超声检查：当肝脂肪沉积超过30%时，可检出脂肪肝；肝脂肪含量达50%以上时，超声敏感性可达90%。弥漫性脂肪肝的B超表现为：①肝脏近场回声弥漫性增强，又称"亮肝"，强于肾脏。②肝内管腔结构显示不清。③肝内远场回声逐渐衰减。

（2）CT：弥漫性脂肪肝表现为肝脏密度（CT值）普遍降低，严重脂肪肝可变为负值。增强后肝内血管显示清楚，形态走形无异常。轻度：0.7<肝/脾CT比值≤1.0；中度：0.5<肝/脾CT比值≤0.7；重度：肝/脾CT比值≤0.5。CT诊断脂肪肝敏感性低于超声，但特异性高，对局灶性脂肪肝的诊断也优于B超。

（3）MRI：主要用于鉴别实时超声与CT难以区分的局灶性脂肪肝、弥漫性脂肪肝伴正常肝岛与肝脏肿瘤。MRI质子波谱分析对诊断非酒精性脂肪性肝炎（NASH）有帮助。

3.肝活组织检查

经皮肝活检组织学检查对于非酒精性脂肪肝的病理分型及其预后判断非常重要。肝活检适用于以下情况。

（1）经常规检查及试验性治疗仍未能确定诊断者。

（2）局灶性脂肪肝或弥漫性脂肪肝伴正常肝岛与肿瘤难以鉴别者。

（3）存在非酒精性脂肪性肝炎（NASH）和进展性肝纤维化风险的非酒精性脂肪肝病（HAFLD）患者。

（4）排除某些少见的脂肪性肝病患者，如胆固醇酯贮积病、糖原贮积病、Wilson病（一种以青少年为主的常染色体隐性遗传性疾病，以铜代谢障碍为特点。临床表现为肝功能受损、椎体外系症状与角膜色素环）等。

（5）疑为多种病因引起的脂肪肝或肝损害。

（6）客观评价肝组织脂肪变性、炎症和坏死程度及其变化等。

（二）脂肪肝的治疗

1.治疗目标

首要目标是改善胰岛素抵抗，防止代谢综合征和终末靶器官病变；次要目标是减少肝脏脂肪沉积，避免"二次打击"导致非酒精性脂肪性肝炎（NASH）和肝功能失代偿。

2.病因治疗

病因治疗包括减肥，合理控制血压、血糖，纠正营养失衡。

3.食疗与运动

食疗与运动包括控制热量摄入，肥胖成人每日热量摄入需减少500~1000kcal，低糖、低脂、高膳食纤维饮食，提倡中等量有氧运动。体重下降3%~5%可改善肝脂肪变性，下降10%可改善肝脏炎性坏死程度。

4.药物治疗

（1）改善胰岛素抵抗，纠正糖脂代谢紊乱：噻唑烷二酮类胰岛素增敏剂，可增加肝脏与肌肉胰岛素敏感性，调节血糖与游离脂肪酸水平。研究显示，该类药物可改善肝脏脂肪变性，抑制炎症反应，但无明显改善肝纤维化作用，可用于非酒精性脂肪性肝炎（NASH）患者。二甲双胍并不能改善非酒精性脂肪肝（NAFLD）患者肝组织学损害，不推荐用于NASH的治疗。

如无明显肝功能异常、失代偿肝硬化，NAFLD患者可安全使用血管紧张素受体阻断药及他汀类药物（阿托伐他汀20mg/d）。Omega-3可作为NAFLD患者高甘油三酯一线治疗药物。

（2）抗氧化剂：维生素E 800IU/d可作为成人NASH的一线治疗药物，但尚未推荐用于合并糖尿病与肝硬化的NASH患者。

（3）护肝抗炎药：无足够证据推荐NAFLD/NASH患者常规使用护肝药物，可根据疾病的活动度、病期、药物效能等选择如下药物：如必需磷脂、S-腺苷蛋氨酸、还原型谷胱甘肽、水飞蓟宾等。

（4）中药治疗：常用中药有丹参、泽泻、草决明、山楂、柴胡等。

（5）外科手术治疗：①减肥手术：BMI>40kg/m²，或>35kg/m²伴有难以控制的2型糖尿病。②肝移植：NAFLD发展至肝功能衰竭、晚期肝硬化、门脉高压与肝癌，可危及生命，肝移植是有效的选择。然而进展期NASH移植后容易复发，并迅速进展至NASH和肝硬化，其原因可能与遗传、术后持续性高脂血症、糖尿病及皮质激素治疗等有关。

十五、高血压与健康

2017年美国心脏协会（AHA）/美国心脏病学会（ACC）制定的高血压指南将高血压定义为≥130/80mmHg，取代了之前140/90mmHg的高血压标准，预计高血压人数将增加14%，但初级高血压者将要求改善生活方式，而不一定采取降压药物治疗。

目前，我国高血压患病率高（37.2%），但控制率低（5.7%），且在降压药的可及性、费用及合理处方方面存在明显不足。

1.我国常见的H型高血压

同型半胱氨酸（Hcy）是蛋氨酸的中间代谢产物，是一种含巯基的毒性氨基酸，可通过多种机制导致血管损伤，包括导致血管内皮细胞损伤、血管中层增殖及血管外膜激活，促进炎症反应、氧化应激及凝血系统异常。

研究显示，Hcy是通过直接接触并激活血管紧张素 II 1型受体，从而导致炎症细胞浸润、血管损伤以及腹主动脉瘤的发生，且呈现剂量－效应关系，加用叶酸则可缓解这种病理作用。资料分析显示，Hcy每升高 5 μ mol/L，可使冠心病风险增加33%，脑卒中风险增加59%；而 Hcy 每降低 3 μ mol/L，可减少11%的缺血性心脏病风险和19%的脑卒中发病风险。

高Hcy因素既与遗传有关，也与环境因素有关。遗传因素中，我国人群更多地携带了一种基因突变（MTHFR 677 TT基因型），导致Hcy代谢能力降低而引起血液中Hcy水平升高。环境因素中主要是饮食与烹饪习惯造成叶酸摄入不足，而叶酸是Hcy代谢过程中的底物。二者决定了我国人群中Hcy水平普遍较高，从而造成高血压及心脑血管疾病发病率增高。如果高血压与高Hcy同时存在，男性脑卒中的风险可增加11倍，女性可增加16.3倍。

我国的研究显示，叶酸治疗可降低18%的脑卒中风险，特别是在没有经过食物强化补充的地区，一级预防、叶酸服用时间超过3年、Hcy下降幅度超过20%的人群获益更大。

我国的脑卒中一级预防研究（CSPPT）表明，与单纯使用降压药物（依那普利）相比，依那普利与叶酸复合制剂治疗4.5年，可降低21%首发脑卒中风险。进一步研究显示，在合并糖尿病的高血压患者中，降压药联合叶酸可进一步降低34%的脑卒中风险；降低21%的肾脏病发病风险；降低基线合并慢性肾脏病患者56%的肾病进展风险；降低11%的新发高尿酸血症风险。

有研究显示，肾功能和氰化物提取的维生素 B_{12} 的使用是影响叶酸治疗和预防脑卒中的关键因素。在基线肾功能正常患者中，叶酸治疗可降低脑卒中风险的11%，而在肾功能明显受损人群中未见显著疗效。同时，在未合并补充维生素 B_{12} 或仅少量补充的人群中，叶酸治疗可显著降低23%的脑卒中风险，而在大量补充维生素 B_{12} 人群中，未见显著疗效。

关于高Hcy诊断切点，美国及欧洲Hcy协会认为，血Hcy水平大约从10μmol/L开始与心脑血管疾病事件呈线性、剂量-反应正相关，因而推荐Hcy<10μmol/L为理想范围。我国研究发现，高血压患者Hcy≥10μmol/L，脑卒中风险增加11.7倍。Hcy在10~15μmol/L的人群占高血压总人数约50%。如以Hcy≥10μmol/L为诊断切点，则我国约75%的高血压患者为H型高血压。是否合适，有专家持不同意见。

2.老年高血压的特点与治疗

到2015年底，我国60岁及以上老年人口为2.22亿，每5个老年人中就有3个高血压患者，其中高血压控制率仅为7.6%，近80%的患者暴露于心血管疾病风险和靶器官损害中。

低剂量利尿剂降压效果有限，高剂量则要警惕高尿酸风险。钙拮抗剂（CCB）降压效果显著，但老年患者往往存在动脉粥样硬化，血管扩张效果有限，因此CCB类药物在老年人群中的疗效往往无法充分发挥。

血管紧张素Ⅱ是造成氧化应激反应的重要原因之一，而血管紧张素Ⅱ受体阻滞剂（ARB）及CCB都有抗氧化作用。β受体阻滞剂可抑制交感神经活性、心肌收缩力和减慢心率，降压效果较弱，更多用于合并心衰的患者。血管紧张素转换酶抑制剂（ACEI）作为肾素-血管紧张素-醛固酮系统（RAAS）阻断剂，降压效果良好，但亚洲患者咳嗽副反应较高，影响了使用。

老年人往往存在容量过多的问题。传统观点认为，RAAS是一个全身作用系统，其中肾素由肾脏分泌，容量过多则会抑制肾素分泌，造成RAAS指标升高不明显。事实上，老年人局部RAAS依然兴奋，不仅参与高血压形成，更多的是参与心血管病变的加剧。此外，血管内皮损伤、交感神经调节机制减退、线粒体功能衰竭等老年人具备的病理生理特点，均对过度兴奋的RAAS导致的不良调节产生放大效应，使老年高血压与RAAS有着不可分割的关系。

有鉴于此，老年高血压多采用联合用药。

3.低剂量噻嗪类利尿剂的使用

利尿剂特别适合于高容量负荷过重的慢性肾病患者，其机制与肾小管有多个重吸收途径相关。与减少容量相关的途径主要有Na^+/H^+交换泵（NHE）、$Na^+/K^+/2CL^-$共转化体（NKCC）、Na^+/CL^-共转化体（NCC）、醛固酮调节控制。其中，袢利尿剂可用于估计肾小球滤过率（eGFR）<$30mL/min \cdot 1.73m^2$的患者。对于肾功能有一定减退，但eGFR≥$30mL/min \cdot 1.73m^2$的大部分老年患者，低剂量噻嗪类利尿剂是适合的。

利尿剂的副作用是不容忽视的问题，其中，阻断NHE易引起酸碱平衡紊乱；阻断NKCC则后续的NCC将发生代偿，不仅对抗利尿效果，也容易引起血钾降低等不良后果。干预醛固酮调节有助于利尿，但可引起一系列酸碱平衡、血钾升高等。因此，NCC为目前最为理想的阻断途径。噻嗪类利尿剂正是通过抑制NCC途径，抑制钠盐重吸收，增强水钠排出，使利尿作用显著持久。尤其是ARB或ACEI复合制剂，前者可减轻老年患者的高容量负荷，后者可发挥良好且安全的降压作用，是老年高血压患者合理的治疗选择。

十六、高脂血症与健康

血脂与健康关系密切，是动脉硬化、各种常见病与多发病的直接原因，心脏病、脑梗死及各种缺血性病变也是衰老的重要因素。血脂有多个成分（常规检查有7项），其对人体的影响不同，治疗的药物也不同，因机体状况的不同而达标值不同、对治疗的反应不同，临床需根据患者实际情况区别对待。

1.LDL-C可降低到什么程度

2017年3月，美国心脏病学会发布的FOURIER研究给出了答案：40~85岁高危心血管人群中，降低低密度脂蛋白胆固醇（LDL-C）至极

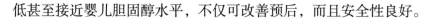

低甚至接近婴儿胆固醇水平，不仅可改善预后，而且安全性良好。

2. 自身抗体可引起高甘油三酯血症

高脂饮食不一定是每位高甘油三酯血症患者的原因，研究发现了一类特殊的高甘油三酯血症患者，这些患者的机体能够产生抗糖基化磷脂酰肌醇锚定高密度脂蛋白结合蛋白1（GPIHBP1）自身抗体，进而诱发血液中甘油三酯水平的升高。

3. 他汀类药物的利与弊

自从20世纪90年代始，降脂治疗步入"他汀"时代。最新资料显示，他汀类药物每治疗1万例患者，5年后的风险为发生1例横纹肌溶解、5例肌病、7例出血性卒中和75例新发糖尿病；而获益为治疗前有心血管病的患者减少了1000次（10%）心血管事件，治疗前无心血管疾病但有危险因素患者减少了500次（5%）心血管事件。结论：他汀类药物的使用利明显大于弊。

该类药物也存在明显不足：①在初始治疗剂量基础上，剂量翻倍，低密度脂蛋白胆固醇（LDL-C）降幅仅增加6%，且不同种类他汀药均无法越过这个瓶颈，但剂量翻倍后副作用明显增加。②上调LDL-C受体水平是该类药物的主要作用机制之一，但对于受体有内在缺陷的高胆固醇血症患者，他汀类药物的疗效大打折扣。

4. 新型降脂药物（PCSK9抑制剂）的优势

近年欧美上市的新型降脂药物PCSK9抑制剂evolocumab对LDL-C的降幅约为60%，与他汀联合可将LDL-C降至人出生水平，从而使高脂血症患者受益显著，安全性与耐受性良好，为家族性及遗传性高胆固醇血症患者带来福音，且几乎不增加过敏及因副作用而停药事件。

evolocumab是高纯度源化单克隆抗体，人体对其产生抗体的概率很小。2018年8月结束的FOURIER试验首次证实，PCSK9抑制剂可减少心血管终点事件。该研究纳入了2.8万例接受他汀类药物治疗后LDL-C仍不能达标的极高危患者，经过26个月的随访发现，经evolocumab治疗后，LDL-C可降低59%，主要终点事件发生率显著降低，由心血管死亡、非致死性心梗、非致死性卒中组成的二级终点事件也可减少20%。进一步研究显示，将LDL-C降到非常低的水平（10mg/dL），其心血管不良事件的风险可进一步降低，而且安全性良好。

5.胆固醇水平明显降低的安全性再探讨

流行病学研究发现，LDL-C水平降低会导致出血性卒中风险及糖尿病风险增高。然而，无论是IMPROVE-IT研究还是FOURIER研究都证明，LDL-C水平降低的同时，出血性卒中和糖尿病的发病风险并未增加。但孟德尔的随机试验显示，无论是PCSK9基因突变、HMG辅酶还原酶的基因突变，还是NPC1L1基因突变都会导致与生俱来的低LDL-C水平及糖尿病风险增加。因此，极低水平LDL-C安全性仍需进一步关注。

6.抗感染治疗可降低心血管事件

在动脉粥样硬化性疾病的发病机制中，既往认为，不仅胆固醇在其中起到重要作用，炎症机制也起到了一定作用。但以前一些抗感染治疗（如抗生素）、抗氧化治疗（如β胡萝卜素）都未获得阳性结果。他汀基础上联合脂蛋白相关磷脂酶A_2特异性抗体治疗也未获得预期的阳性结果。因此，动脉粥样硬化炎症假说一直未得到临床验证。

利比教授领导的CANTOS研究首次证实，单纯抗感染治疗可以减少15%的心血管事件发生。该研究抓住了动脉粥样硬化炎症反应的一个核心炎症因子——白介素1β（IL-1β）。IL-1β在炎症通路中起着重要的介导作用，是炎症瀑布链中的上游因子。其可增加IL-6的表达，继而提高C-反应蛋白（hs-CRP）水平。canakinumab作为选择性、高亲和力的全人单克隆抗体，特异性与IL-1β选择性结合，可封闭其介导的IL-6及CRP诱发的免疫反应和致炎作用，显著降低高敏C-反应蛋白（hs-CRP）水平。进一步研究显示，心血管受益与CRP降低幅度显著相关。

因此，他汀治疗后LDL-C达标但C-反应蛋白水平仍然升高者，未来可考虑进一步抗感染治疗。

7.我国高脂血症的治疗特点

由于国人对大剂量他汀类药物耐受性较差，《中国成人血脂异常防治指南》建议将常规剂量（中等强度）他汀类药物作为多数患者的首选，必要时联合使用依折麦布等非他汀类药物，不建议他汀类药物与贝特类药物或烟酸类药物联用。

十七、口腔疾患与健康

1.牙周疾病与冠心病

在动脉粥样硬化的斑块上可以发现牙周细菌，其为通过牙周袋壁破损的上皮进入血液循环所致。该细菌可能在动脉斑块的形成和破裂中起到重要作用。内毒素炎性诱导所产生的斑块破裂，可导致内出血和随后的血块阻塞血管腔。

口腔疾病中，无论是龋病还是牙周病都是由细菌斑生物引起的，其中很关键的因素便是内毒素。在菌斑形成过程中，从健康到轻度疾病（牙龈炎）再到重度疾病（牙周炎），细菌数量会增加，种类会变化，其主要损害是炎症与免疫反应。

内毒素和脂多糖（LPS）是革兰阴性细菌外层细胞膜的组成成分，是导致牙周损伤的主要诱因之一。因此，治疗牙周疾患、减轻炎症反应对预防和减轻心脏疾患有重要意义。

2.牙周疾病与孕产期不良事件

研究发现，牙周病主要与以下孕产期不良事件相关：自然流产、早产、低出生体重、胎儿宫内发育迟缓、先兆子痫（高血压、水肿、蛋白尿等），其中最常见的是早产。研究发现，妊娠期治疗牙周疾病安全但效果差，妊娠前预防更为重要和有效。

减轻牙龈炎的方法包括应用刷牙，使用牙线、抗菌漱口水、抗菌牙膏等。在美国，目前只有部分含有亚锡或三氯生的牙膏得到美国牙医学会的认可。

2017年9月19日是全国爱牙日，调查显示，我国居民的口腔健康素养在逐渐提高，绝大多数人（89%）对口腔保健持积极态度；儿童龋齿流行处于低水平，家长对口腔卫生服务利用水平有待提升；老年人口腔健康状况向好，中年人牙周健康状况仍有待提升。

十八、呼吸系统疾患与健康

吸烟、大气污染（包括PM2.5）、理化因子、生物因子吸入以及人口老龄化等引起肺癌、支气管哮喘和慢性阻塞性肺疾病的发病率不断增加，肺血管疾病、肺间质纤维化和免疫低下性肺部感染等疾病日益增多，肺结核发病居高不下等都极大地危害着居民的健康。2008年我国的资料显示，因呼吸系统疾病（不包括肺癌）死亡者在各类疾病中居第3位，仅次于恶性肿瘤和脑血管病。因此，预防及治疗呼吸系统疾病对人体健康至关重要。

1.咳嗽与健康

咳嗽是临床最常见的就诊原因之一，其属机体保护性机制，病因繁多，轻重不一，是某些传染性疾病传播的重要途径，即使预后良好也严重影响生活质量。

其机制一般认为是气道炎症和吸入刺激性物质刺激迷走神经的非脊髓C-纤维受体，触发局部反应（不经过中枢神经系统），从而引起咳嗽。其中，降钙素基因相关肽（CGRP）、缓激肽和P物质的作用最为重要，但是高级中枢可控制这一反射，表现为主动咳嗽或抑制咳嗽，提示心理因素也是致咳因素。

（1）急性咳嗽：急性咳嗽是指咳嗽3周以内。

有明确的肺部X线表现：可见于肺炎、肺栓塞、胸膜炎、肺结核、肺部肿瘤、非间质疾病、气胸、充血性心衰等。

无明确的肺部X线表现：可见于急性上呼吸道感染、过敏、慢性气道疾病急性发作、药物（血管紧张素转换酶抑制剂）等。

（2）亚急性咳嗽（迁延性咳嗽）：亚急性咳嗽是指咳嗽持续3~8周者，常见原因为感染后咳嗽，其次为上气道咳嗽综合征、咳嗽变异性哮喘（CVA）等。在处理亚急性咳嗽时，首先要明确咳嗽是否继发于先前的呼吸道感染，并进行经验性治疗。效果差者，考虑其他因素。

（3）慢性咳嗽：慢性咳嗽是指咳嗽超过8周。

有明确的肺部X线病变：可见于肺炎、肺结核、支气管肺癌等。

无明确的肺部X线病变：病因多为咳嗽变异性哮喘（cough-variant asthma，CVA）、上气道咳嗽综合征（upper airway cough syndrome，UACS）、胃-食管反流性咳嗽（gastro-esophageal reflux related cough，GERC）和非哮喘性嗜酸性粒细胞性支气管炎（nonasthmatic eosinophilic bronchitis，NAEB）等。

2. 打鼾与健康

睡眠是关系身心健康和幸福的重要因素，也是健康的晴雨表。睡眠障碍不仅严重影响生活质量、工作效率，也危及身心甚至生命健康，而且会带来沉重的社会和经济负担。长期失眠可能是疾病的早期警告，失眠患者的事故发生率是非失眠者的4.5倍，工作缺勤人群中睡眠障碍者占41%。

睡眠打鼾是常见疾病，可发于各个年龄段，许多疾病（尤其缺氧性）的发生与发展都与其有关。研究发现，打鼾与口腔颌面外科与口腔正畸科密切相关。口腔颌面外科可通过颅颌面骨骼框架重建或软组织减容来重塑上气道，对有先天及后天畸形者，不仅可解决睡眠呼吸障碍问题，还可恢复正常容貌，不失为一种有效解决办法。口腔正畸科对于生长发育中的儿童因牙颌面畸形造成的睡眠打鼾或呼吸障碍具有独特的治疗方法，通过引导、刺激和干预，不但能通过非手术方法解决患儿睡眠呼吸障碍，还可纠正其牙颌畸形。另外，止鼾器也是一种简便、经济、有效的非手术治疗方法，深受患儿和家长的欢迎。

3.慢性阻塞性肺疾病与健康

（1）慢性阻塞性肺疾病（chronic obstructive pulmonary disease，COPD）的特征：慢性阻塞性肺疾病（简称慢阻肺）是一种持续气流受限特征的疾病，多呈进行性发展，与肺对有害气体或有害颗粒的异常炎症反应有关，患病率为4%~20%，是第四位死因。我国40岁以上人群的患病率为8.2%，预计近年的患病率与死亡率都会进一步增加。该病一旦发展到严重阶段，往往没有有效的治疗手段。因此，及早防治、有效控制、延缓病情进展，对改善生活质量与防止严重并发症发生意义重大。

吸烟是慢阻肺最常见的危险因素，但资料显示，约1/6的患者没有吸烟史。该类患者与生物燃料、职业环境或室内空气污染导致的烟雾、粉尘及其他有害颗粒有关。研究显示，吸烟者PEV_1（最大呼气第一秒呼出的气量容积）平均每年下降60mL（正常人每年下降30mL），戒烟后则下降率减慢。但吸烟者仅有15%~20%发展为慢阻肺，提示其发病可能还与其他因素相关，如遗传易感性、被动吸烟、气道高反应性、反复呼吸道感染、出生时低体重或幼年营养不良等。

因此，戒烟与避免二手烟以及注意环境污染是防治常见肺部疾患的重要手段。

（2）慢阻肺的早期药物干预：对于占慢性阻塞性肺病70%的早期（Ⅰ期和Ⅱ期）患者，有效药物治疗信息非常有限，尤其是对于无症状患者。钟南山院士团队的研究显示，该类患者经过24个月的噻托溴铵规律治疗后，第1秒用力呼气容积（FEV_1）高于安慰剂组，舒张试验后FEV_1的每年下降速率也相对减慢。这对于早期慢阻肺患者有了早期干预的手段与依据。

4.支气管哮喘与健康

支气管哮喘，简称哮喘，是由多种细胞（如嗜酸性粒细胞、肥大细胞、T淋巴细胞、中性粒细胞、气道上皮细胞等）和细胞组分参与的气道慢性炎症性疾病。这种慢性炎症可导致气道高反应性，发作时出现广泛多变的可逆性气流受限，从而引起反复发作的喘息、气急、胸闷或咳嗽，且常在夜间和（或）清晨发作、加剧，通常可自行或经过治疗缓解。

哮喘在全世界范围内的发病率呈上升趋势，患病率为1%~18%，约3亿人患有哮喘，每年死亡人数达25万。北京2011年居民哮喘患病率为1.02%，较2002年增长了一倍。

近年来，随着对哮喘病因和发病机制认识的不断深入，气道的慢性炎症被认为是哮喘的本质，并且存在于疾病的全过程，故治疗哮喘应长期规范应用抗炎药物，以达到预防哮喘急性发作、减少并发症发生、改善肺功能、提高患者的生活质量的目的。

十九、如何远离猝死

资料显示，目前我国每年心源性猝死者高达55万，院外心源性猝死生存率不足1%，远低于美国的12%。我国院外旁观者CPR（心肺复苏）实施率远低于欧美国家，国内大、中城市CPR实施率平均仅为4.5%，远低于美国的为46.1%，心肺复苏培训合格者不足1%。

1. 流感后短期心梗风险增加六倍

2018年加拿大的一项研究显示，急性心梗与呼吸道感染，尤其是流感病毒感染显著相关。在流感发病的风险期（流感发病后采集样本的前一周）心肌梗死的发病率是其他时间段的6.05倍。具体研究显示，A型流感病毒、B型流感病毒、呼吸道合胞病毒和其他病毒检测阳性7天内的患者，急性心梗的发生率分别是非风险期的10.11倍、5.17倍、3.51倍和2.77倍。因此，65岁以上人群接种流感疫苗有其必要性。

进一步研究揭示，流感病毒者体内炎性细胞因子IL-2、IL-6、IL-10和IL-18，肿瘤坏死因子-α（TNF-α），干扰素-c（IFN-c），内皮素-1（ET-1），可溶性细胞间黏附分子-1（sVCAM-1）以及可溶性血管细胞黏附分子-1（sVCAM-1）可能参与了动脉粥样硬化的进展，诱导了心梗的发生。因此，增强体质、预防感冒的发生，对于老年人尤为重要。

2.环境污染与心脏病死亡

既往多关注高浓度一氧化碳（CO）的毒性（如煤气中毒），近期有研究显示，大气中低浓度一氧化碳（CO）与心血管疾病死亡尤其是冠心病死亡显著相关。CO被认为是交通污染的一部分，通常与二氧化碳（CO_2）、颗粒物等结合在一起，产生"共污染"而影响健康。研究显示，2013~2015年间，全国270多个主要城市大气中CO对人群死亡的影响，这些城市大气CO的年平均浓度为1.20mg/m^3。当天和前1天CO浓度每升高1mg/m^3，心血管死亡增加1.12%，冠心病死亡增加1.75%，脑卒中死亡增加0.88%，且这种相关性与城市、地区和人口学特征无关。

3.医生的建议

猝死为何防不胜防，主要与以下因素有关：①健康、保健和疾病防治意识淡薄。有的患者明明健康状况早已亮了红灯，比如血压很高、血糖很高、血脂很高、严重心肌供血不足等，但是对他人或医生的告诫充耳不闻，导致危险突然发生。②有些患者尽管身体状况已经发生了危机，但是由于种种原因，如老年人敏感性降低、长期疾病导致神经系统受损害（如长期高血糖导致神经系统受损伤等）或者病情逐渐进展机体适应了这种危险状态（如血压逐步增高、血糖逐步增高等。该类患者如果指标突然正常了，反而更加不适）。③环境或自身应激状况发生等。

为什么当危机发生后常常没有抢救的机会，是因为导致猝死的最主要原因，如急性心肌梗死、大面积脑梗死、恶性心律失常等的发生往往只有数秒钟。因此，防患于未然最重要。

为此，提出如下建议：

（1）重视身体重要指标的突然变化，如血压、血糖、血脂、血尿酸、血黏度、心率、体重、自我感觉变差、新出现的症状等，要及时就医。

（2）重视他人尤其是医学专家的告诫，后者常年与疾病和死亡打交道，不仅经验丰富，而且有直觉与预感。

（3）防止过劳，尤其连续熬夜。

（4）防止突然大运动量，包括锻炼，尤其感冒后；防止做"独行侠"；把自己的疾病及不适状况告诉关心你和身边的人。

（5）有心脏病疾患者随身携带急救药物（硝酸甘油或速效救心丸）是良好的习惯。

（6）治疗中的糖尿病患者（尤其是注射胰岛素或口服磺脲类药物者）要随身携带糖果或巧克力等。

（7）对严重恶性心律失常（如心率极度缓慢、阵发性室速、发作性室颤等），可安装起搏器、除颤器或复率器等。

二十、焦虑症与健康

焦虑是一种普遍的心理障碍，女性的发病率高于男性。研究显示，城市中有4.1%~6.6%的人一生中会患焦虑症。该类患者往往充满长久的、模糊的焦虑和担心，但又说不清楚担心什么。该病的发生可能与遗传因素、个性特点、认知过程、不良生活事件、躯体疾患等有关，任何年龄都可发生，性格内向、自卑、面对问题缺乏沟通技巧者更容易罹患焦虑症；人际关系和婚姻关系紧张、酗酒、滥用药物、经济条件差等也是诱发因素。

该类患者常表现为坐立不安、心悸、手抖、出汗、尿频、唉声叹气、过分机警与担心，也可表现为自主神经系统反应性过强，见眩晕、呼吸急促、心动过速、身体发冷发热、手脚冰凉或发热、胃部不适、喉头阻塞感等。

（一）预防焦虑的方法

1.倾诉或宣泄法：通过向心理医生或亲朋好友倾诉的方式，把担心与内心痛苦宣泄出来；也可通过日记或写作的方式或在适当场合呼喊、痛哭等方式进行宣泄。

2.确立可行的工作或人生目标,保持乐观与积极向上的人生态度。

3.适合的音乐可达到缓解紧张情绪、缓解压力的作用。

4.参加有益于身心健康的活动,如唱歌、跳舞、郊游、书法、义工、社团等,转移注意力,培养健康的生活方式。

5.远离负面的人或事,与积极向上、正能量的人交友、为伍。

6.如果症状仍不缓解,可求助心理医生或相关专家。

(二)缓解焦虑的药物治疗

经过自我或心理医生调理仍不缓解者,可采取药物辅助治疗。

常用的药物有抗焦虑药和催眠药,如苯二氮䓬类(BZD),部分抗抑郁、β-肾上腺素能阻断药,抗精神病药也可用于焦虑症的治疗。

1.苯二氮䓬类

该类药物种类繁多,但药理作用相似,有抗焦虑、抗惊厥、肌肉松弛的作用,可诱导入眠,安全性高,不良反应小。临床可用于各种急慢性焦虑、失眠、癫痫、戒酒综合征、疼痛、社交恐惧、强迫障碍、创伤后应激障碍、躁狂发作、急性精神病障碍等。

药物包括地西泮(焦虑、癫痫持续状态)、氯氮䓬(焦虑)、艾司唑仑(失眠、焦虑、癫痫)、氯硝西泮(癫痫、躁狂、抑郁)、劳拉西泮(焦虑、失眠)、阿普唑仑(焦虑、惊恐、抑郁)、奥沙西泮(焦虑)、氟西泮(失眠)、硝西泮(失眠)、咪达唑仑(失眠)、氯氟䓬乙酯(焦虑、失眠、心身疾病)等。

2.催眠药

20世纪80年代后期开发的唑吡坦、佐匹克隆和扎莱普隆作用于苯二氮䓬受体的非苯二氮䓬类催眠药,半衰期短,能够特异性激动中枢 $\omega 1$、$\omega 2$ 和 $\omega 3$ 受体,为短效催眠药,起效迅速,可增加总睡眠时间,长期使用未发现撤药与反跳现象。

3.新型抗焦虑药

新型抗焦虑药包括丁螺环酮(buspirone,5~30mg/d)和坦度螺酮

（tandospirone，30~60mg/d），均为5-HT$_{1A}$受体激动剂，其抗焦虑作用与此有关。该类药物不具有抗惊厥、肌肉松弛及镇静作用，无耐受性，无滥用风险，可用于治疗各类焦虑症状。该类药物的不良反应有头晕、头痛、烦躁、不安、胃部不适、食欲减退等。

（三）焦虑障碍的研究进展

资料显示，我国精神神经障碍疾病中，焦虑障碍的患病率高居第二位，尤其女性患病率达3.3%，男性为2.2%，对公共健康带来了极大的挑战。研究显示，大脑杏仁核在调控恐惧反应中发挥关键作用，其神经元突触部位的GABA-A受体对抑制恐惧的过度表达起着至关重要的作用。德国吉森大学研究团队研究显示，认知行为是治疗社交恐惧症（SAD）的一线治疗，药物治疗以选择性5-HT再摄取抑制剂（SSRI）作为一线治疗药物。

研究显示，原钙黏蛋白可能通过调节5-HT能神经细胞相关神经环路参与抑郁症和孤独症等疾病的发病，抑郁障碍患者紊乱的昼夜节律，反映了调节人体生理和行为节律的中枢节律起搏器——下丘脑视交叉上核的异常。浙江大学的研究团队发现，视交叉上核的γ-氨基丁酸（GABA）表达增加可引起抑郁障碍患者的节律紊乱，女性和抑郁障碍患者视交叉上核精氨酸抗利尿激素（AVP-ir）可升高更多，这也为女性对抑郁障碍的易感性高于男性提供了理论支持，也为治疗方法的选择提供了方向。

中科院研究团队发现，心境障碍患者顶叶和枕叶灰质密度降低与感觉和运动功能网络连接减少相关，杏仁核和小脑也可见灰质密度改变。该研究为诊断该类疾病提供了一种新的生物学标志物和视角。

（四）抑郁症的发病机理与预防

抑郁症是一种常见的心境障碍，以显著而持久的心境低落为主要临床特征，且心境障碍与其处境不相称。多数抑郁障碍患者有反复发作的倾向，患者及家属负担较重。抗抑郁药是当前治疗各种抑郁障碍的主要手段，有效率为60%~70%。

关于抑郁症的发病机理，目前理论认为，5-HT直接或间接参与人的心境调节，其水平降低与抑郁症有关。

SSRI类药物氟西汀、帕罗西汀、舍曲林、氟伏沙明、西酞普兰、艾司西酞普兰等均通过抑制中枢神经系统突触前神经元对5-HT的再摄取，使突触间隙5-HT含量升高，从而发挥抗抑郁作用。

该类药物的副作用是影响药物长期应用的重要原因，且副作用发生率与血药浓度呈正相关。因其可激动胃肠道5-HT$_3$受体，产生的神经冲动由迷走神经和交感神经传入呕吐中枢而引发恶心、呕吐等不良反应，因此，在使用该类药物时应尽可能采用小剂量。

该类药物缓释剂型采用抗酸肠溶外衣、聚合物核心（有双层药物结构）等新技术，可延长药物释放时间（服药后4~5小时内缓慢溶出），降低药物吸收速率，避免血药浓度峰谷现象，达到理想的药物疗效和治疗安全性，且不良反应小。

二十一、风湿性疾病与健康

风湿病是一大类以关节、骨、肌肉疾患为主要症状同时可累及内脏器官的异质性疾病。我国古代医学典籍《黄帝内经》中即有"风寒湿三气杂合而为痹"的论述。

该类疾病包括常见的关节炎（退行性、感染相关性、与脊柱炎相关性）、骨质疏松症（骨软化、骨坏死）、弥漫性结缔组织病（系统性红斑狼疮、类风湿关节炎、多发性肌炎/皮肌炎、系统性硬化、坏死性血管炎、风湿热、干燥综合征、重叠综合征、混合型结缔组织病、风湿性多肌痛、脂膜炎、多软骨炎等）、伴风湿病表现的代谢和内分泌疾病（痛风、淀粉样变性、软骨钙化症、甲状旁腺功能亢进、进行性骨化性肌炎等）、痛风伴随的关节病变，与肿瘤（滑膜瘤、软骨瘤、转移性肿瘤等）、神经病变（神经源性关节病、腕管综合征）、非关节性风湿病（肌筋膜疼痛综合征、腱鞘炎、滑囊炎等）以及其他伴关节炎的疾病（结节病、结节红斑等）。

该类疾病涉及的脏器、组织和器官范围广泛，临床表现各异，但常有一些共同的特征，如发热、肌痛及关节病（痛）等。也有特征性表现，如系统性红斑狼疮患者面部有蝶形红斑、疣状心内膜炎、肾铁丝圈样损害、脾小动脉周围同心性纤维化；皮肌炎中横纹肌的非化脓性炎症和变性；系统性硬化中以皮肤及其小血管结缔组织硬化为主，以后食管、肠壁、心肺等出现纤维硬化，病程后期常发生肾血管性硬化；结节性多动脉炎的特点是中小型肌型动脉全层纤维素样坏死，在皮肤表现为沿血管排列的皮下结节和网状青斑，肾、肠道和皮肤常受累；类风湿关节炎的典型表现为关节滑膜炎症、血管翳形成和侵蚀，最终致关节僵硬和畸形；风湿热主要侵犯心脏和关节，多次复发可导致心脏永久性瓣膜损害。

关节病是该类疾病的重要特征，典型的如血清阴性脊柱关节病。该类患者血清类风湿因子阴性，常有家族史及HLA-B$_{27}$阳性。其他特征性表现有伴骶髂关节炎的影像改变，且有脊柱炎、附着端炎，以后会发展为脊柱强直，常有眼、口腔、肠道、尿道、生殖器损害的重叠表现。

关节软骨退化多发生于老年人，称原发性骨关节炎；如因创伤、痛风、糖尿病等引起者，称为继发性骨关节病。

细菌、病毒、支原体等病原体不仅可引起感染性关节炎，尚可引起机体免疫反应，导致关节损伤，称为反应性关节炎。比如，风湿热与溶血性链球菌相关，但发病并非在链球菌感染时，常在感染后2~3周起病，关节或心脏组织中未能找到该细菌，证明是感染后的免疫病理过程。某些代谢性和内分泌疾病常伴有风湿病表现，如钙、磷、维生素D代谢和甲状旁腺功能异常，尿酸盐、焦磷酸盐等结晶沉积在关节腔引起关节炎，早期常无症状，出现骨痛时多有明显的脱钙。

继发于神经病变和营养障碍引起的关节破坏称为Charcot关节病，如糖尿病性神经病变与脊髓空洞症，临床并不少见。

以疼痛为主要表现的腱鞘炎、筋膜炎、肩痛、腰腿痛等临床更为常见，属于风湿病中的常见病。

治疗原则重在早期诊断、早期综合处理，包括理疗解除症状，药物稳定病情，保护关节与脏器功能。受损关节可通过滑膜切除、矫形手术、康复治疗等措施恢复或改善功能。抗风湿药物主要有非甾体抗炎药（NSAIDs）、改善病情的抗风湿药（DMARDs）、免疫调节剂（抑制剂）、糖皮质激素、抗痛风药及中草药等，可根据病情合理选择。

近年来，靶向治疗的生物制剂，如肿瘤坏死因子-α（TNF-α）拮抗剂，包括可溶性TNF-α受体融合蛋白和TNF-α单克隆抗体在类风湿性关节炎（RA）、强直性脊柱炎（AS）以及银屑病关节炎治疗上获得了满意的效果。

二十二、肾脏疾病与健康

肾脏在维护机体内环境稳定方面具有重要作用，负责机体酸碱度、渗透压、电解质浓度、氧分压、二氧化碳分压等的正常维持。其主要从三个方面完成：排泄新陈代谢产生的产物，特别是含氮物质、有机酸等废物；调节水、电解质、酸碱平衡，保证体液容量、渗透压、离子浓度等恒定；内分泌功能，分泌各种激素及生物活性物质（肾素、促红素、活性维生素D、前列腺素、缓激肽）等，参与全身细胞、组织及器官的发育及功能调节。

尿液的变化直接反映肾脏的功能。尿液量反映体液量（是否缺水），尿液渗透压的高低反映了自由水重吸收情况，尿液酸碱度可反映肾脏的酸化功能，尿液中的离子成分，如钠、钾、钙、镁的改变也是肾脏生理调节功能的反映。如果机体血液环境发生变化，或肾脏功能受到实质性伤害，如糖尿病血糖控制欠佳则会出现尿糖（一般血糖10mmol/L左右，尿糖开始出现）甚至酮体（糖尿病酮症或酮症酸中毒，糖尿病病情加重的标志），或者尿蛋白（肾脏受到实质伤害的标志，蛋白越多，病情越重）。

（一）肾脏损伤的原因

肾脏独特的结构和功能特点与其发病特点密切相关。

1.免疫异常是肾脏疾病的重要原因。这是因为肾脏是一个很大的过滤器，全身1/5的血液通过肾脏。同时，肾脏又是一个屏障性过滤器，有些抗原抗体复合物容易在滤过过程中停留在肾脏中。此外，肾脏具有许多滤过膜，一旦损伤并暴露于血液环境下，有可能在原位诱发抗原抗体反应，从而激活免疫系统，进一步造成机体损伤。这也是肾脏损伤多是弥漫性的原因。

2.肾脏是个重要的代谢器官，需要消耗大量氧气。同时糖代谢也很旺盛，如果糖尿病患者血糖控制不佳，糖代谢不充分，便可在肾脏产生大量超氧化物，从而损伤肾脏。

3.肾脏内血管分布密集，血流丰富，一些全身性病变也可同时造成肾脏伤害，如肾脏淀粉样变、结缔组织病等。

4.一些血流动力学改变可造成肾脏低灌注，为急性肾损伤（AKI）的重要原因。

5.一些重金属（如汞、镉）主要在肾小管近端排泄并造成伤害，可造成糖尿等表现。

6.有些中药（如马兜铃）可在肾间质排泄，长期使用可造成肾间质炎症并导致肾衰竭。

7.代谢异常可导致肾损伤，如尿酸性肾病。

8.肾血管病变可导致肾损伤，如肾动脉硬化、肾硬化、肾动脉栓塞、肾血管性高血压和肾静脉血栓形成。

9.先天或遗传性疾病，如多囊肾、遗传性肾炎。

10.药物与毒物所致。

（二）肾脏损伤的表现

肾脏损伤主要表现为蛋白尿、血尿、水肿和肾功能改变。伴随的临床表现有高血压、贫血、钙磷紊乱、营养不良等。肾功能早期损伤时，首先可出现微量蛋白尿，这时多表现为夜尿增多、尿中泡沫多。如果病情没有得到有效控制，如高血压、高血糖、高脂血症、高血黏度、高血尿酸等，包括不良饮食习惯等未得到有效控制与改善，肾脏损伤可逐步加重，出现典型蛋白尿。此时，病情往往较重（如果是高血糖所致，属于糖尿病肾病Ⅳ期）。临床常用的尿液方面检查有尿常规、尿微量白蛋白、24小时尿蛋白（白蛋白）定量及尿白蛋白/尿肌酐比值（A/C）。

血尿分为镜下血尿和肉眼血尿，根据尿红细胞形态及有无红细胞管型可分为小球性和非小球性，其是鉴别肾性和非肾性血尿的重要依据。

水肿主要与肾脏对钠的排泄障碍和蛋白排泄有关，典型疾病为肾病综合征。

（三）急性肾损伤

急性肾损伤（acute kidney injury，AKI），既往称急性肾衰竭，是因各种原因引起的短时间内肾功能快速减退而导致的临床综合征，表现为肾小球滤过率（glomerular filtration rate，GFR）下降，同时伴有氮质产物如肌酐、尿素氮等潴留，水、电解质和酸碱平衡紊乱，病情进一步恶化会出现多系统并发症。本病发病率较高，在综合医院占3%~10%，在重症监护病房占30%~60%，危重AKI患者的死亡率高达30%~80%，治愈患者约50%遗留永久性肾功能减退，部分人需终身透析。

AKI有广义与狭义之分，狭义的AKI可分为肾前性、肾性和肾后性。狭义的AKI仅指急性肾小管坏死（acute tubular necrosis，ATN），是AKI最常见的类型，约占全部AKI的75%~80%，通常由缺血或肾毒性因素所致。因此，有效血容量不足（出血、胃肠道体液过度丢失、过度利尿、烧伤、高热脱水、外伤所致挤压综合征、低白蛋白血症等）、心排血量降低（各种心脏器质性疾患，如心肌病、瓣膜病、心包炎、心肌炎、严重心律失常；肺动脉高压、肺栓塞；正压机械通气）、全身血管扩张（过敏反应；脓毒血症；降压药、麻醉药过量；肝硬化失代偿期）、肾血管收缩（高钙血症；脓毒血症；升压药物，如肾上腺素、去甲肾上腺素、麦角胺等）、肾血流自主调节反应障碍（血管紧张素转换酶抑制剂、血管紧张素Ⅱ受体拮抗剂、非甾体类抗炎药、环孢素等）等都是肾功能损伤的直接或间接原因，在临床中需注意区分。

（四）慢性肾脏病

肾脏慢性损伤在临床上更为常见，其特点是呈进展性，目前广泛应用的定义是美国肾脏病基金会在《肾脏疾病生存质量临床实践指南》提出的：出现肾脏损伤的标志持续超过3个月，或肾小球滤过率（GFR）低于60mL/min · 1.73m² 持续超过3个月。

肾脏损伤的标志包括：肾脏病理学检查异常、肾脏影像学检查异常、尿检异常以及有关肾脏疾病的血液检查异常。蛋白尿作为肾功能损伤的特征性标志物，以及对肾脏疾病进展及心血管危险因素的重要意义，在用GFR评估肾功能时也一同作为评估指标。

（五）慢性肾脏病的进展机理

了解肾脏病的进展机理，是为了更好地在相应环节进行有效干预，从而减缓或避免发展到临床不可逆阶段——尿毒症期。

临床大多数慢性肾脏病患者都呈进展性，表现为肾小球滤过率随时间而降低、血肌酐缓慢升高、蛋白尿逐渐加重。

导致慢性肾脏病进展的原因，除基础原发疾病未得到有效控制外（如高血压、糖尿病、高脂血症等），更重要的是与肾脏自我损伤有关。肾脏自我损伤与基础肾脏病无关，是各类肾脏病进展至终末尿毒症期的共同途径，其实质是致炎因素、致纤维化因素交替作用下的肾小球硬化与肾小管间质纤维化。

当各种因素引起肾小球损伤后，部分肾小球发生硬化，导致肾单位减少，健存的肾小球功能代偿出现肾小球高压、肾小球肥大，进而出现肾小球损伤，并逐渐硬化，使健存的肾小球数目逐步减少，最终完全消失。另一方面，健存的肾小管发生高代谢改变，在蛋白尿、炎症等作用下发生肾小管间质纤维化，最终催生出无小管的肾小球，最终出现肾硬化改变。肾小球硬化与肾小管间质纤维化相互交织、相互作用，最终导致肾脏不可逆的完全纤维化。

慢性肾脏病在进展过程中有许多机制参与，主要有血流动力学改变、代谢改变、氧化应激和各种细胞因子产生等。其发病过程为：血流动力学改变引起肾小球毛细血管内压力过高，造成Ang Ⅱ、内皮素等分泌过多，导致纤维化因子TGF-β增加，激活氧化应激，最终导致肾小球肥大、系膜细胞增生和细胞外基质增多，如果合并高血糖则这个过程被放大。另外，入球小动脉机械压力增高可刺激系膜细胞或足状突细胞局部交感神经系统（RAS）兴奋、血管紧张素（Ang Ⅱ）和葡萄糖转运因子-1表达增加，并导致血管内皮生长因子（VEGF）表达增加、炎症通路开放，使炎症趋化因子、黏附因子等表达上调，最终导致细胞外基质积聚、慢性肾脏病进展。

NADPH（还原型辅酶Ⅱ）氧化酶也是其中一个重要因素，可被Ang Ⅱ，并通过PIP3（第二信使）的活化启动氧化应激过程。另外，超氧化物在肾脏的炎症及纤维化进程中也起一定作用。

由于肾脏具有代偿功能，病因难以根除，自身免疫机制持续进行以及最终结构重塑的产生，故临床常多表现为隐匿性和反复发作性。慢性肾脏病的另一重要特点是全身相关性，患者往往肾脏疾患尚未进展至晚期就已因心脑血管并发症而发生危险或死亡。临床在治疗表面疾病的同时，要关注机体的内在病理生理机制，并进行适当干预，这样会起到事半功倍的效果。

（六）慢性肾脏疾病与骨代谢异常

目前，我国慢性肾脏疾病与骨代谢异常（CKD-MBD）的发病率较高，患者高钙、高磷，特别是高PTH（甲状旁腺激素）等的纠正与发达国家相比仍有一定差距，且我国的慢性肾脏疾病与骨代谢异常防治工作比较滞后，对该病的认知率、治疗率及达标率都比较低，PTH水平比较高，并发症较重，表现为骨病、心血管钙化、异位软组织钙化等不良后果，其中心血管钙化是终末期肾病（ESRD）患者死亡的重要原因。以盐酸西那卡塞为代表的拟钙剂为该病的治疗提供了有力保障。

拟钙剂是一种作用于钙敏感受体（CaSR）的变构激动剂，通过结合至器官组织中的CaSR，提高对钙离子的敏感性，从而激活CaSR产生相应的药理作用。在甲状旁腺组织中，拟钙剂变构能激活CaSR，直接抑制PTH分泌和甲状旁腺细胞的增殖，在纠正高钙、高磷血症的同时，有效降低PTH水平。

一般来说，早期高磷但PTH水平仍不是很高（正常上限三倍以内）的患者，可通过限制饮食中磷的摄入、适时应用磷结合剂予以纠正。但随着肾功能的下降，PTH水平会增高，血钙也会逐步升高，此时，拟钙剂是较好的治疗选择。

第四部分　基因、干细胞与健康长寿

一、基因与健康长寿

1.随机突变是致癌的风险和进化的源头

2017年3月，美国一项覆盖全球48亿人口、69个国家的数据，对32种癌症与相关性的研究发现，66.1%的癌症发生与R突变相关。其中，骨肿瘤、睾丸癌、脑肿瘤、骨髓瘤、甲状腺癌、非霍奇金淋巴瘤、前列腺癌、胆囊癌、白血病及乳腺癌等，R突变为其致癌基因突变的主要原因。

2.基因编辑治疗成为现实

2017年8月，美国研究者利用CRISPR-Cas9基因编辑技术，在植入前的人类胚胎细胞DNA中成功纠正了导致肥厚型心肌病的MYBPC3基因突变。该技术的有效性、准确性和安全性证明，其可配合植入前胚胎遗传学诊断用于纠正人类胚胎的遗传学变异。当然还有许多问题需要解决。

3.肠道菌群基因检测的意义

肠道细菌与饮食习惯、血糖变化、体重和疾病等密切相关，通过定期检测肠道细菌的基因组变化，借以评估饮食习惯与生活作息对肠道菌群的影响，可为医生提供更多的身体信息，得出生活作息及饮食的建议，为个体化健康计划及医疗措施制定提供依据，如具核梭杆菌与大肠息肉、腺瘤和大肠癌的形成有显著关系等。

4.肠道菌群基因检测与精准医学

（1）关于精准医学：我们每个人的"体质"是由各自身体中约30亿碱基对构成的，我们重要的健康与长寿秘密就隐藏其中。2000年人类基因解码在美国宣布成功，并于2015年1月正式启动精准医学计划（precision medicine initiative），其核心是将个人化医学推进至精准医学方式。就是说，将接受医疗服务的对象，根据不同"体质"归类，为其制定最适当的健康服务及医疗模式。

"体质"的内容包括家族遗传史、个人病史、不良用药记录、生活形态、健康检查与高阶影像检查等，目前还包含个人综合组学信息，即"分子的你"。后者包括基因组学、转录组学、蛋白质组学、代谢组学以及以肠道菌群为主的微生物组学等，还有通过智慧型穿戴、知觉感应系统等装置，通过行动运算、物联网以及云端系统等取得的个人生活信息特征。

以上数据的获得均以大数据方式呈现，需要通过生物信息分析平台转译成对健康医疗有用的信息，从而在健康期、治疗期、预后转归期评估中扮演不同的角色。

（2）高科技的临床应用：自2005年起，DNA定序和基因解码进入所谓的次世代（平行模式定序平台），其有别于以往以选殖为基础的平台，受检DNA片段在长度上缩短许多，而且数以百万计的DNA片段可同时在同一个微流体装置的表面进行定序，监测费用大幅降低，但速度明显提升。该过程产生了大量的数据，经过进阶的生物信息分析平台排列、解码及注解，成为有用的医学健康信息，从而了解人与人之间不同的特质。

目前，市面上生物技术界提供的DNA定序产品和信息项目包括：①亲属鉴定。②祖先溯源。③遗传性状了解。④营养基因体学的发展：如个体化饮食的评估。⑤检测隐性疾病携带者：如地中海贫血和囊性纤维化。⑥检测单一基因遗传性疾病，包括遗传性癌症，如BRCAI有关的遗传性胰腺癌。⑦针对常见多原因（基因及非基因，如环境与生活习惯等）疾病的患病风险评估：如癌症及动脉硬化疾病等。⑧疾病分子分类：如癌细胞基因突变、基因表现及蛋白质表现与最适标靶药物治疗和预后评估。⑨药物基因组学的检测：预估个人对不同药物的反应。⑩人体微生物组学的检测：如肠道菌对健康、宿主生理状况及疾病的影响。

5.个人基因组学、人体肠道菌群检测与精准医学

以DNA定序检测平台为工具的个人基因组学检测和肠道菌群微生物组学检测，开启了个人精准医学的新模式，有望在如下领域获得收益。

（1）个体罹患某种特定疾病的概率，在出生后或健康状态时，可采用以DNA定序为基础的检测方法，进行患病风险评估。

（2）通过血液检查，检测循环肿瘤细胞及循环肿瘤DNA，以尽早发现早期癌症患者。

（3）整合RNA转译、微RNA、蛋白质组学等基因表现形式，再配合代谢组评估、人体肠道菌检测及分子影像模式，使医生在患者尚无症状、只有早期分子表现时就能诊断出癌症。

（4）为精准诊断疾病分子分类，提供最适当的标靶药物，并预测不同治疗模式的预后，再通过适当的生活方式，改变肠道菌群的种类及数目，进而恢复健康。

（5）药物基因组学信息，可提供医疗团队药物的有效性、剂量和毒性评估。

二、干细胞治疗与健康

1.何为"干细胞"

干细胞是一群具有高度自我更新、多向分化潜能以及能够分泌多种细胞因子的细胞，具有独特的生物学特性，尤其是其再生组织与器

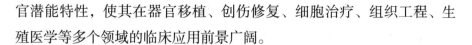

官潜能特性，使其在器官移植、创伤修复、细胞治疗、组织工程、生殖医学等多个领域的临床应用前景广阔。

2.干细胞治疗是天使还是恶魔

2017年，日本的一项研究表明，应用诱导多能干细胞（iPSC）可替代因老年性黄斑变性（AMD）而损伤的眼组织，尽管没有改善患者的视觉功能，但可阻止疾病进展。同时还报道了3例患AMD女性美国患者经干细胞治疗后，两例患者病情迅速恶化，1例患者视力永久失明，由此引起了"干细胞治疗，天使还是恶魔"的感慨与疑问。

3.我国的干细胞研究

2016年4月，第21个世界帕金森日，我国一所大学附属医院开展了人胚胎干细胞分化的神经细胞治疗帕金森病的临床研究，方法为在该类患者的头骨上钻孔，然后在大脑中注入大约400万个由人胚胎干细胞分化出来的未成熟神经元（即神经前体细胞，可成为多巴胺神经元）。同时开展了用胚胎干细胞分化出的视网膜色素上皮细胞治疗年龄相关性黄斑变性（干性）。该研究项目预计2020年完成。

4.干细胞疗法的应用

幼年特发性关节炎本属终生性疾病，美国已有治疗成功的案例。该女孩出生后不久便被确诊患有幼年特发性关节炎，于2014年接受了成人高剂量干细胞治疗，现已完全康复。

2000年，美国芝加哥生殖遗传机构有一名年龄很小的范可尼贫血（fanconi anemia）患儿，其父母通过体外受精，生成胚胎细胞。医生对胚胎细胞进行检测，确定其是否带有遗传性疾病，最后选择一个没有任何遗传性疾病的胚胎细胞移植到子宫进行发育，生出了一个健康的婴儿（弟弟）。第一个孩子获得了来自弟弟的脐带干细胞。目前两个孩子都健康地活着。

目前，干细胞疗法已成功在运动医学、心脏疾病中应用，并于2013年生产出干细胞牛肉汉堡（尽管成本昂贵，花费了33万美元）。

2013年9月，科学家宣布用干细胞制造出了"脑组织"。

2016年，美国斯坦福大学对脑中风患者进行干细胞治疗获得成效，被治疗患者恢复了运动技能。

2017年4月，美国哥伦比亚大学医学中心研究人员利用人类多能干细胞开发出一个新型的人工肺（肺类器官），这种微型的3D结构能够模拟与肺部结构大小相同的特性。

2017年5月，哈佛大学将人类诱导多能干细胞分化成了成熟的肾小球足细胞，有效率超过90%，意味着实现了第一个体外人类肾小球模型的工程化。

2017年5月，美国麻省波士顿儿童医院首次培养出人类造血干细胞。

2017年5月，瑞典科学家宣布，他们已成功实现了干细胞的3D打印，向3D打印人体器官迈出了重要的一步。

2017年5月，美国发明了"干细胞皮肤枪"，使烧伤患者4天长出健康皮肤。

美国著名的生物学家George Daley曾预言："20世纪是药物治疗的时代，21世纪将是细胞治疗的时代。"

关于干细胞的应用存在各种各样的问题，如安全性、医学伦理等方面的问题。国际干细胞研究协会曾建议：目前，只有少部分干细胞治疗是安全、有效的，对健康的负面影响还难以控制，且花费高昂。对干细胞的远景，我们充满希望，尤其是对于现在没有良好效果的疾病，如自身免疫性与器官退化性疾病，干细胞有可能带来革命性的变化并改变我们的未来，让我们一起见证与期待！